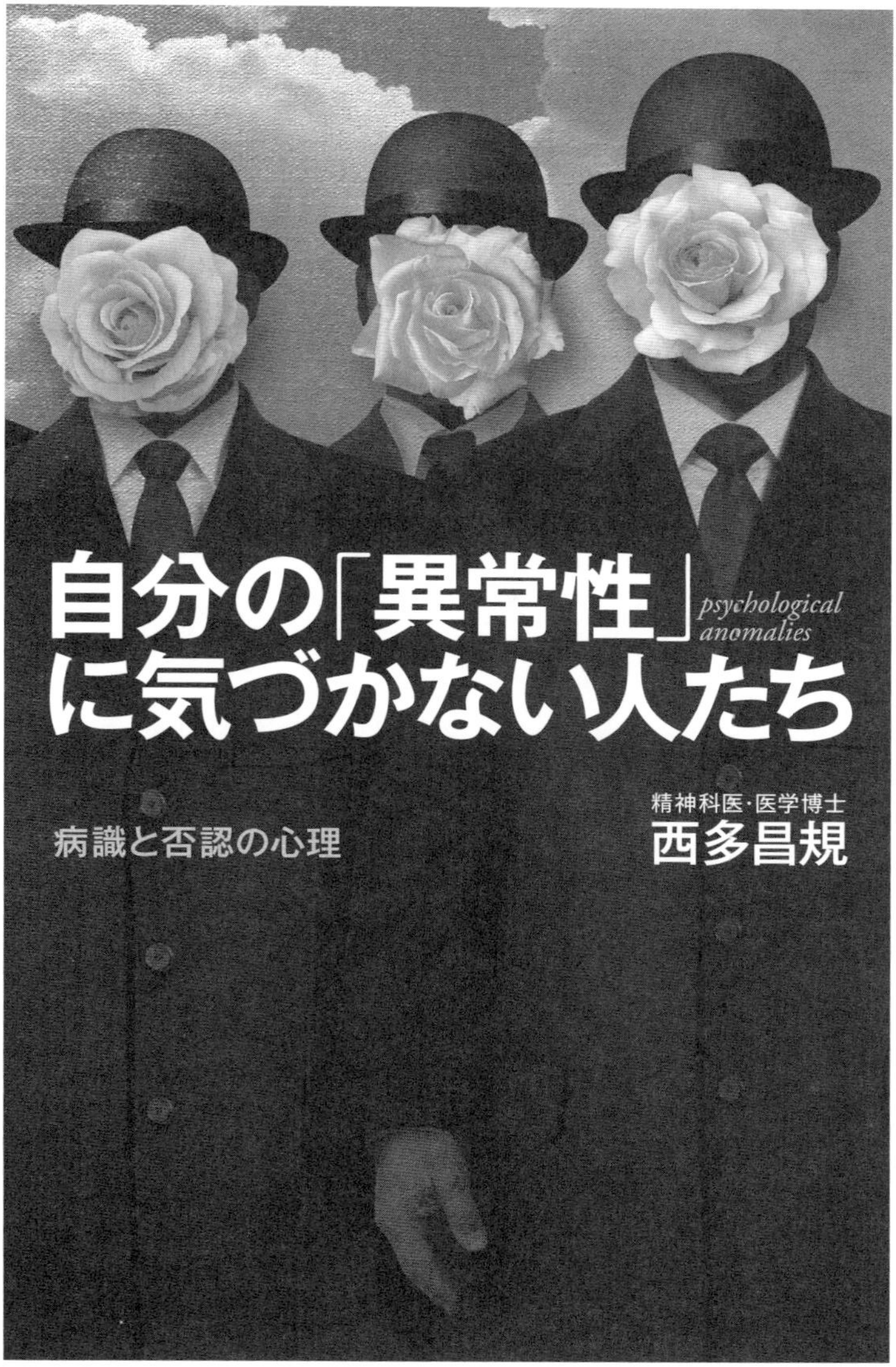

自分の「異常性」に気づかない人たち
psychological anomalies
病識と否認の心理
精神科医・医学博士
西多昌規

草思社

はじめに――正常か異常かの境界線

読者にある一つの疑問を投げかけたい。

「あなたは、自分のことを精神的に正常だと思いますか？」

ちなみにわたしは、この質問に即座にイエスとは答えられない。自分にも、他人から見ればおかしい考え方や、違和感のある感じ方などがあると思うからである。

異常の定義は、難しい。好意的に見れば、個性ととらえることもできる。たとえば「思慮が足りない」は、「（頭でっかちではなく）行動力がある」と言い換えることもできないではない。周囲から見て、このような解釈の修正ができれば、異常という言葉を使うのは言いすぎだろう。

しかし、100人いればほぼ全員が「これはおかしい」と判断するような、明らかに「異常」と判断せざるをえない場合がある。本書にも登場するが、重度のうつ病では「自分は貧困にあえいでいる」という、貧困妄想に陥る。潤沢な資産や貯金が事実あっても、しかも通帳残高を見せつけても、「わたしは破産する」「そんな書類は捏造だ」と、頑固に妄想を信じ込み、自分の考えを訂正しようとしない。これは、正常の領域を逸脱した、異常と判断せざるをえない例である。

さらに正常・異常の評価を難しくしているのは、0か100かの二択ではないことである。正常と異常との中間領域ともいえるような状態は意外に少なくないのだが、天気予報の降水確率のように異常度40%などと数値化できるものでもない。

過酷な環境は、正常だった人を異常に変え、かつ異常とは何かという判断基準に動揺を与える。その例として、ナチスの強制収容所から奇跡的な生還を果たしたユダヤ人の精神科医、ヴィクトール・E・フランクルは、名著『夜と霧』の中で、次のように述べている。

「異常な状況では異常な反応を示すのが正常なのだ。精神医学者の立場からも、人間は正常であるほど、たとえば精神病院に入れられるといった異常な状況に置かれると異常な反応を示すことは、充分に予測できる」

このような過酷な環境ならずとも、異常と正常とを区別する判断力は、哲学的な思索へとわたしたちを導いてくれる。他人によって外部から見られる自分と、自分から見た自分とのギャップも、正常・異常を考える際は必ず生じる問題である。自分ではおかしいと思っていても、他人から見ればいたってまともという場合もあれば、逆もある。そして社会的に問題になるのは後者、すなわち自分では正常と思っていても、他人から見れば異常という場合である。

もっとも闇が深いのは、この「自分で気がついていない」部分である。「お前はすぐに感情的になる」と言われてムッとするならば、多少は自覚があるということなのかもしれない。しかし他人から指摘されて、まったくピンとこない、あるいはムッとする域を超えて、反省なく拒絶し激怒するようであれば、異常の範囲に入ると考えるべきなのだろうか。

精神医学も、長い間この問題と格闘してきている。自分が病的な状態にあるかどうかという洞察を、「病識」と呼ぶ。この「病識」という用語は、おもに統合失調症の特徴を表す専門用語として用いられてきた。『現代精神医学事典』（弘文堂）では、「精神疾患患者のもつ自分の病気に対する正しい認識」と定義されている。しかし、この「病識」という概念を統合失調症だけに限定するのは、あまりに視野が狭い考え方ではないかと思う。かといって、職場など自分のまわりにいる「変わった人」にまで、「病識がない」という範囲を広げるのは、拡大解釈になってしまうだろう。この「病識」の問題を扱うには、専門家からの批判も覚悟しなければならない。

その批判にわたしが堪えうるかについて考えていただくためにここで、自己紹介を簡単にしておきたい。

わたしは今年で、精神科医となってちょうど20年になる。留学など研究専任の期間を除くと、臨床に携わっているのは17年ほどになる。若い頃は殺人や傷害、放火など触法行為を犯した精神障害者の措置入院を受け入れる国公立病院でトレーニングを行い、この10年は大学病院において、高度な医療が必要となっている難治の患者の治療にあたってきた。

なかには「私は精神病などではない」「お前の治療は人権侵害だ」と、幻覚妄想に取りつかれた患者から罵られたこともあれば、「私は重い病気にかかっているんです」「すぐにでも入院させてください」と、病気でもないのに治療を求めてくる人もいた。また、患者のためを思って投げかけるわたしの意見や助言もまったく聞き入れない、さらにはかたくなに拒絶するばかりか激しく怒鳴り出す、こういったことも数多く経験してきた。

正直に言って、厳しくつらい臨床経験ではあったが、こうしたさまざまな患者とのやりとりを通じて、いつしか患者だけではなく、自分ないし自分のまわりの人たちが果たして精神的に本当に正常なのかどうかという疑問が、湧いてきたのは間違いない。

これまでの職場を思い出しても、ユニークを通り越して「この人はおかしいのではないだろうか」という精神科医はたくさんいた。事実、精神科医は変わった人間が多いと思う。精神科医同士でも同業者を指して、「彼は病識がない」という会話がなされることもある。変人だから精神科を選ぶのか、内科や外科などハードな診療科では通用しないから精神科なのか、精神科医になる理由は人それぞれである。この仕事をしていると、自分が正常であるという自信が正直揺らいでくる。本書を執筆する動機をあれこれ考えていたが、「自分は大丈夫なのか」という動揺が、いちばん強力な動機かもしれない。

一般書では、精神科医にかかるほどではまったくない、人間関係の悩みなどの問題に光を当てた書籍はよく目にする。しかし、本書で取り扱う例のほとんどは、精神科による治療を必要としている人たちである。したがって、内容はどうしても重苦しいものになっていることをあらかじめ断っておく。また、なかには「この人を異常と判断してもいいのだろうか」という、解答が出せない悩ましい症例も提示している。

本書で描かれるおもな舞台は、大学病院である。大学病院の医療者がどのような仕事をしているのか、世の中には実はあまり知られていない。一般書を上梓している医師には、大学病院における先進的な治療や研究、医学生・研修医の指導など、大学病院でのキャリアが不足している著者も多い。不祥事がニュースになりがちな大学病院だが、医学において研究・教育をリードしているという点はまぎれもない事実である。大学病院に勤める人たちの人間模様も、問題点をちりばめながら、叙述している。

最後に、これはもっとも重要な断り書きだが、本書で紹介する患者のケーススタディの細部には、どの症例にも無数の手が加えられている。精神医学も自然科学の一つであり、真正さと正確性を土台にしているものだが、本書では、不必要な細部を正確さにこだわって記述するよりも、個人のプライバシーを守ることを優先させている。自分のエピソードが一般書で明らかにされて、気持ちの良い人は誰もいないだろう。守秘義務を何より重要視していることを、はっきりと断っておきたい。症例の細部には多くの修正が加えられているとはいえ、少なくとも私の判断する限りでは、問題の本質を大きく歪めていることはないと考えるからである。

カリフォルニア州パロアルトにて
医学博士　西多昌規

自分の「異常性」に気づかない人たち　目次

――病識と否認の心理

第3章

「不安に取りつかれた人」の病的な心理

第4章　「寝なくても平気」「俺すげぇ」異様なハイテンションは病気か

第5章　なぜ人を傷つけても心の痛みが一切ないのか

第6章 威嚇と攻撃、見落とされた認知症

第7章 「悪気がない」という異常性

第8章 「死にたい」は狂言か、本気か

エピローグ

装丁——川上成夫＋川﨑稔子
装画——Jean-Francois Podevin
本文デザイン——スタジオＣＧＳ

第1章

強すぎる被害妄想

郷里からの不安な知らせ

昭子のもとに、郷里の叔父から何年ぶりかに電話がかかってきた。結婚して上京してからは、孫の顔を見せに正月とお盆は帰省していた。しかし、子どもが大きくなり、また夫が薄給多忙な子会社に配置転換になったこともあって、実家に足を運ぶことも少なくなっていた。

叔父は最近の様子など世間話をぎこちなく始めたが、話したくない本題があることは昭子にもすぐにわかった。

「実は……姉、いやお母さんのことなんだ」

昭子の母は、今年で56歳になる。2年前に夫を脳梗塞で亡くしてからは、一人暮らしだ。結婚してからは専業主婦で、社交的で町内会の活動にもまめに参加していた。夫が亡くなったときは、やや落ち込んでいた様子だったが、近所の友達と伊勢神宮に行ってきたという話を電話で聞いたこともあって、ちょっとは元気になったかなと心配はしていなかった。

叔父は困った口調で、今の母の様子を伝えてきた。

「隣近所から、苦情が来ているんだ。この間は、警察沙汰になってしまって」

そういえば、2ヶ月ほど前に母から電話があり、奇妙なことを言っていた記憶がある。「隣近所で、カレーライスを作るのが流行っている」というものだった。

「なんでも、町内会で結託して、お母さんへの嫌がらせのために近所で毎日カレーを作っているっていうんだよ。1日だけならまだしも、毎日朝昼晩カレーを作るなんて、嫌がらせでしかないって怒っているんだ。交番に怒鳴り込みに行ったこともあって」

常識から考えても、まわりのご近所さんすべてが、毎食カレーを作ることは考えられない。叔父も困惑している口調だったが、昭子はそれ以上に困惑し、叔父が何を言っているのか、この電話は本当に現実なのかと疑いたくなった。

「一度、お母さんの顔を見てやってくれないか」

母と電話でたまに話す様子からは、認知症が始まったとは昭子には信じられなかった。しかし、母の実家のまわりは、インド系の住人がたくさん住むとは思えない地方都市、しかも郊外の住宅地である。

「わかりました。一度母に電話してみます。しばらく帰省もしていないので、早めに顔を見に行きます」

日本舞踊や華道の趣味も持つ母なので、高齢になるまで元気でしっかりしているものと、昭子は思い込んでいた。父と同じ脳梗塞というのならば、話はわかる。認知症になるには、まだまだ若い。しかし、叔父からの情報で、昭子は自分の持つ知識では理解できない、不気味な不安感に襲われた。と同時に、「これは何かの間違いではないか」「たまたまの偶然じゃないだろうか」と思い直し、夕方にでも母に電話をしてみることにした。

カレーライスの嫌がらせ？

母の夕食はやや遅めだということを知っていたので、夕方に電話をかけてみることにした。電話の回数も昔ほどではないが、それでも2、3ヶ月に一度は話している。それだけに、叔父の報告がどうしても信じられないのも事実だ。

母は、すぐに電話に出てくれた。

「あら、久しぶりね」

口調は、いつもの母と変わらない。やはり叔父の言っていることのほうがおかしいのではないか。

昭子は、最近は息子も部活で忙しくあまり話をしてくれないので寂しいこと、夫の会社はいつどうなるかわからないなど、いつもの繰り言をいつもの調子で話してみた。母の反応も、

「子どもなんて、そんなものよ」「不景気は相変わらずね」と、平素の様子と変わらなかった。

いつもはほとんど尋ねないが、さりげなくご近所のことも聞いてみた。実家の前は通りで裏は空き地なので、両隣2軒に挟まれている。

「それがねぇ……」

いったん声のトーンが落ちたあと、母は一気に喋り始めた。

「1年前に、隣の山本さんが老人ホームに入ってしまって、かわりに親戚みたいな若い人が住んでいるのよ。それが毎日カレーライスを作るので困っているのよ。

しかも、換気扇を目一杯回して、わたしの家にカレーの匂いをふっかけてくるのよ。朝昼晩だからたまんないわ。

それだけじゃないのよ、その若い衆が近所にカレーの宣伝をしているらしく、町内中がカレーの匂いでぷんぷんしているの。来てご覧なさい、インドみたいよ、行ったことはないけど(笑)」

最後は苦笑いだったが、明らかに怒りがこもっていた語調に、昭子はびっくりした。同時に、叔父の言っていたことが間違いではなさそうだということに愕然とした。

昭子は、母にどのように返したらいいか見当もつかず、しばらくは言葉が見つからず、かろうじて「あっ、そう……」と言うのが精一杯だった。

「近いうちに帰るよ。しばらくぶりだからね、お墓参りもしなくちゃいけないし」

「ああ、いつでもおいで」

最後は、お互いに穏やかな雰囲気で電話を終えたものの、昭子の後味の悪さは、この数年感じたことのないほどであった。幸い今週末はパートも休みがとれるので、実家に帰ることに決めた。

変わり果てた母と実家

実家に向かう新幹線の中で、昭子は母の若い頃の様子を思い出していた。快活な母は、うつのような心の問題とはまったく縁がなかった。しかし、思い込みは強いところはあったように思う。昭子は小学生の頃に気管支喘息を患い、病院の治療でもなかなか安定せず、高額な民間療法に手を出したことがある。効いたか効かなかったかははっきりしないが、母は今でも「あれは良かった」と、疑っている様子はない。

新幹線の駅から在来線に乗り換え、駅からはタクシーを使って実家に着いたのは、昼過ぎのことであった。母の住む家は、高度成長期に造成された郊外住宅地であり、例によって住民の高齢化の問題に悩まされている。

タクシーを降り、家を眺めると、普段と変わりない実家の姿に見えた。しかし、昭子は我が目を一瞬疑った。玄関横の台所の窓ガラスを覆うように、青いビニールシートがかけられていたのである。

「早かったわね」

出迎えてくれた母とは半年ぶりであったが、かなりやつれているように昭子には見えた。何より驚いたのは、部屋や台所が、ものでかなり散らかっていることであった。特にテーブルの上には、食べかけの食事や何日か前に買ったらしいお総菜が、無造作に置いてある。

「お母さん、大丈夫なの？」

家の様子を見て昭子は、いきなり本題に入らざるをえなくなった。明らかに、普段の母とは違う生活ぶりである。

「カレーの話、したでしょ。ますますひどくなってきちゃって、参るわよ。今もするでしょ？　カレーだけじゃなくて、いつも何人か集まって騒いでるのよ。おまけに、わたしのことを『偏屈ババァだからなぁ』『早く死んだらいいんだよ』なんて言ってるの」

しかし、カレーの匂いなどどこにもしない。昭子は落ち着きをやや失っていたせいだろうか、

「カレーの匂いなんてしないわよ」

ややや強めの口調で母に言ってしまったのが、口論の発端だった。

「うそでしょ、こんなに匂っているのに。昭子も、隆叔父さんと同じこと言うのね」

「でも、カレーの匂いなんて、全然しないわよ。それに、この部屋の様子は、おかしいわよ。いつものお母さんじゃないわ。どうしちゃったのよ」

「そりゃ、毎日嫌がらせされていれば、夜も眠れないし、買い物にも行きづらいわよ。こんなの、実際に経験しないとわからないからね」

「警察にも行ったそうじゃない」

「隆叔父さんが言ったのね。ここの警察も、隣とグルなのよ。あてにならないことがわかったわ」

母に何を言っても埒《らち》があかない無力感を、昭子はすでに感じていた。母は、自分の感じていることに疑いはまったく持っておらず、娘である昭子も含めて、他人の言うことにも聞く耳をまったく持っていないようである。

結局、それ以上カレーの話題には触れないことにした。また、その話題に触れなければ、日常会話もできる母の様子は問題ないように見えた。

しかし、夜になって、昭子は驚く光景を見ることになった。母が隣の家にラジカセのスピーカーを向けて、音楽を流しているのである。母の好きな歌手の歌が流れている。

「何やってるの！」

「隣のドンチャン騒ぎへの当てつけだよ」

それほど大音量ではないにせよ、夜に音楽を外に流し続ける光景は異様である。幸い隣の電気は消えており、苦情に押しかけてくる様子はない。しかし、ドンチャン騒ぎはまったく聞こえず、庭からの虫の声しか聞こえてこない。

「わたしには全然聞こえないわよ」

と言ったものの、母の目はどこか狂気を帯びており、それ以上強くは制止できない切迫感があった。

「あんたはもう寝なさい。わたしは、音楽でもかけていないと眠れないのよ」

自分の力だけではどうしようもない予感を、昭子は感じていた。

自己防衛と否認

昭子と母がわたしのもとを訪れたのは、それから1年後のことである。昭子の母は、その後も自分の異常性を完全に否定し続けていた。しかし、不眠症がどんどんひどくなり、これに耐えかねて、渋々ながらもわたしのもとを受診した。

「お世話になります」

診察室に入ると昭子の母はわたしに挨拶した。医者に対する礼節は一見保たれているように見えた。しかし、笑顔はなく、医療者に対し強い猜疑《さいぎ》心を持っていることは明らかだった。一歩あとに入ってきた昭子は、わたしよりも母のほうを心配そうに見つめている。問診票に目を通すと、数多くの項目の中でチェックされていたのは「不眠」だけであり、「妄想」「幻覚」の項目は空白であった。

診察前に、わたしは受付から、昭子があらかじめ準備した担当医宛の手紙を受け取った。母のこれまでの異常な言動と、母にこれらを聞くときには十分注意してほしいという要望が綴られていた。

「はじめまして。お話をうかがうと、武田さん（昭子の旧姓）は最近眠れないようですね」

「そうなんです。年のせいですかね」

「残念ながら、人間は年とともにぐっすり眠れなくなっていきます」

と、当たり障りのない話題から、入っていくことにした。寝付きが悪いのか、途中で起きるのかなど、不眠のタイプを確認しながら、核心に迫っていくことにした。

「眠りを妨げるものができたんじゃないでしょうか。武田さんは、1年半ぐらい前までは、眠りに問題がなかったわけですから」

防衛的な患者ならば、医者に対しても自分の問題を隠蔽し続けるものである。医者に本当のことを喋って、薬でも出されようならたまったものではない、と疑うわけである。

「実は、うちの近所がもうひどいんですよ。こんなこと、先生に言っても信じてもらえないとは思いますが。うちの娘だって、まったく聞く耳を持たないんですから」

「最近はご近所間のトラブルによるストレスも増えています。せっかくの機会ですから、お話しになってみてはいかがでしょうか。わたしでお役に立てることがあれば、知恵を絞ってみますから」

おそらくは、誰もまともに昭子の母の話を聞いた人などおらず、敵ばかりと思い込んでいたのだろう。硬い表情ながらも、他人の干渉を許さない口調で、一方的に「カレー騒ぎ」のことを語り始めた。

だいたいは、昭子の手紙から得られていた情報で、新しいものはなかった。

「あなたへの悪口は、いつ頃から聞こえるようになったのですか?」

幻聴は精神病症状と呼ばれ、うつや不安といった健康な人でも生じるようなものではない。統合失調症か、ほかの精神病疾患かを区別するうえでも、幻聴が現れた時期と性質を確認することは、非常に重要である。このようなことを聞かれるのは、初めてだったらしい。

「ひどいのはここ1、2年ですけど。前の山本さんが住んでいたときも、なんだかヘンなことを言っていたわ。『武田さんも相当もうろくしてきたな』とか。ただ、山本さんはボケ始めていたから、しようがないと思っていました」

「こんなことは、初めてでしょうか？　以前にも、似たような経験はありませんでしたか？」

昭子の手紙からは、母がこのような異常な状態に陥ったのは初めてであるかのような書きぶりだが、もしも統合失調症であれば、好発年齢（発症頻度の高い年齢）である20～30歳の頃に何か兆しがあったはずである。

「娘を産んだあとに、ここまでひどくはなかったのですが、似たようなことがあったかしら。カレーではなかったけど、近所の人がいろいろあることないこと触れ回ってね」

「病院にかかるほどキツかったのですか？」

「先生ね、昔は精神科にかかるなんて、近所の体面もあって気軽にかかれるものではないですよ。山のほうに精神科の病院はありましたが、親からは『悪いことしたら、あそこに入れちゃうから』って怒られましたから」

精神科への偏見は、昭子の母の世代ならば無理もない。精神科を受診しただけで、社会的にとんでもない色眼鏡で見られたのは、たしかに間違いのないことだろう。そして、おそらくはこの事実を知らない昭子は、母のこの証言を聞いてどう思っただろうか。

途中わたしは、昭子の母のような患者の初診のときに、必ず行う問いかけを行ってみた。

「病院にいらっしゃるのも、本当は心外ではありませんでしたか？」

「病院に、まして精神科なんか来たい人なんて、いませんよ。まして、娘や近所まで、わたしをムリヤリ精神科にかからせようとしていましたから、なおさら意固地になっていました。保健所の職員まで来たことがあったんです、食中毒を起こしたわけでもないのにね」

「でも、よくいらっしゃいましたね」

「不眠症を治してもらいたくて、来たんです。眠れないと体に悪いって、テレビでやってましたから」


わたしの中でおおよその病名の候補は挙がっていた。おそらく、今後も継続的な治療が必要な病気であり、そのためには病院に来てもらわなければならない。現在の自分が異常であることを、少しでも察してもらわなければ、もう二度とわたしの前には現れないだろう。

「武田さんが大変お困りのことはわかりました。睡眠は、健康だけでなく日常生活を元気で過ごすためには、大切なものです。ただ、不眠症の治療は、ただ睡眠薬を出せばいいというものではありません。不眠は体の病気やほかの薬、あるいは細かい脳梗塞でも起こることがあります。健康診断のような気持ちで、簡単な検査を受けてみることをおすすめします」

あえて核心となる診断は告げずに、患者に共感する姿勢を示し、かつ体の病気や睡眠の問題にすり替える作戦をとった。薬はすぐに処方しないというスタンスをとったことも、安心感を高めるテクニックである。ここでストレートに病名を告知するようなことは、病名告知をあたかもマニュアル通りに機械的に行っている、あるいは「病名をちゃんと告知しないと、クレームや訴訟になる」という、防衛的な医師に多い。

昭子の母は、どうやらわたしのことを信頼し始めているように見えた。

「先生にお任せします」

昭子の母の治療が始まった。

治療経過

昭子の母は、2週ごとの診察間隔で半年ほどわたしのもとに通院した。年齢から認知症の疑いもあったが、心理検査では物忘れや実行機能（思考や行動を制御する脳の機能）の障害はまったく見られなかった。脳のMRIでも、アルツハイマー型認知症のような脳萎縮や、脳血管障害を疑わせる変化は見つからなかった。

血液検査や脳波でも異常が認められなかったことから、昭子の母は、やや発症年齢の遅い「統合失調症」の疑いをわたしは強く持った。統合失調症の中でも、妄想の強い「妄想型」というタイプである。少なくとも今の時点では、幻聴や妄想を抑える薬剤、抗精神病薬が少量でも必要な状態と判断した。

問題は、患者へどう伝えて、治療に持っていくかということである。昭子には母とは別に、認知症の疑いは低く、晩発性の統合失調症の可能性があることを伝えている。

昭子の母は、自分の病的な部分や自分の異常性、第2章で述べる「病識」をまったく持っていない。まわりが異常で、自分が正常と思い込んでいる。そんな人に、「あなたは統合失調症です」と言っても、逆ギレされて帰ってしまい、元の生活に戻るだけであろう。

「念のために調べましたが、ラッキーなことに武田さんは認知症ではありませんね。それだけに、ストレスには敏感なのだと思います」

「それは安心しました。やはり、睡眠薬が必要なのでしょうか」

「ここが難しいところで、睡眠薬はムリヤリ眠らせるという働きのものです。武田さんの場合は、ストレスを和らげるお薬のほうがいいと思います。カレー騒ぎで今は大変でしょうが、今後は展開も変わって落ち着くかもしれません。そうすれば、薬から足を洗えます」

「わかりました、よろしくお願いいたします」

そこで、わたしは少量の抗精神病薬を処方した。ここで使った抗精神病薬は、幻覚や妄想に効果があり、眠気やだるさは少ないかわりに、不眠には効果は乏しい。しかし、日中の活動量が増えれば、睡眠も改善していくはずである。少量というのは、初期投与量のことである。いきなり薬剤を大量に処方する医師もいるが、有害作用が生じやすいのは言うまでもない。

今では、患者は薬局から薬剤情報をもらえる時代である。薬の説明には、「幻覚や妄想を抑える」と書いており、勘のいい患者ならば医者の判断を察することがある。わたしは、「そういう説明がありますが、武田さんのようなケースにはよく使われます」と、予防線を張っておいた。

ここまで念入りに配慮と説明を行っても、実際には服薬しない患者もいる。しかし、昭子の母はよほど夜が不快だったのか、毎晩服薬を続けることができた。翌朝少しだるいとは言っていたが、目立った副作用がなかったことも治療をスムーズにした。

3回目の診察で昭子の母に会ったときは、眉間のしわがかなり浅くなり、いくぶん緊張のとれた表情になっていた。母と同じように、初診時は不安そうだった昭子も、緊張感は初めて会ったときの比ではなくなっていた。

「ご近所の様子はどうですか?」

とわたしが訊くと、

「相変わらずですが、でもちょっとおとなしくなりましたかね。眠れるのがいちばんありがたいです。なので、もうちょっと辛抱してみますわ。薬は、たまに飲まなくてもいいんでしょうか?」

毎日安定した睡眠が大切なので、毎晩薬は飲んだほうがいいことも話した。イヤな顔をするかと思ったが、「わかりました」と素直な反応であった。

十分な効果を目指すならば、2回目、3回目の診察のときに、薬剤は十分な量に段階的に増やさなければならない。しかし昭子の母の場合は、少量でも十分効いてきている。副作用が出現するよりは、このまま治療を続けてもらうほうが得策と判断し、抗精神病薬は初期投与量のまま1錠だけを続けてもらうこととした。

昭子自身は、母の改善を目にしてすっかり安心したようで、3回目の診察以降は顔を見せなくなっていた。治療について画竜点睛《がりょうてんせい》を欠くとすれば、昭子にもう少し病気と今後の治療の必要性を説明しておきたかったことだ。

半年でわたしは病院を異動することとなり、昭子の母の治療は、後任の医師に引き継ぐこととなった。治療にあたった半年の間は、幻覚や幻聴についてわたしから毎回触れることは控えたため、治療のための面接というより、今の生活や趣味のことなど、雑談の占める割合が大きくなった。また、昭子の母もそのような話をするほうが楽しそうな表情を浮かべた。ここで毎回被害妄想について根掘り葉掘り尋ねるのは、かさぶたをいちいちハガすようなものだろう。

近所への被害妄想は完全に消えてはいなかったが、「もう関わってもしようがない」というニュアンスで話し、むしろ彼女のほうから近所の話題を避けたり、「今日は娘のことをお話ししたいんです」など、ほかの話題に振り替えたりするようになっていった。治療は特段の波乱もなく、淡々と進んでいった。

最後の診察で、久しぶりに、かつ恐る恐る、カレー騒ぎのことを振り返ってもらうことにした。「病識」を確認するためである。

「今でも、カレーの匂いはするんでしょうか？」

「たまにしますね。でも前に比べれば、気になりません」

「そういえば、最近カレーのことが話題になっていなかったですね」

「こんなことばかり話していると、おかしいと他人に思われますから」

「たしかに、カレーの匂いをまき散らすなんて、常識ではありえなさそうですが、今振り返るとどうでしょうか」

「あの頃は本当に困っていてイライラしていましたが、今思い出すと不思議ですね。自分の鼻がおかしかったのかと思うときもありますが、カレーにはうんざりしていたのも事実ですから」

切迫感はなく、淡々と話してくれる。

今後も治療を続けてもらいたいことを告げて、診察は終了とした。最後に、一つだけ訊いてみた。

「武田さん、自分でカレーライスを作ることについては、どうですか?」

「それはちょっと勘弁ですね、まだ」

昭子の母はニヤリと笑って、診察室をあとにした。

もうひとつの病魔

大学病院を離れて、とある公立の総合病院に赴任して1年が経った。この病院は、大学からは電車で40分ほどの郊外の街にある。研究や教育など大学らしい面倒な負担からは逃れられたが、患者数は多く忙しい日々を送っていた。

ある日、わたしの新患の患者カルテに、見覚えのある名前を見つけた。なんと、昭子の母である。名前を見た瞬間に、去年の記憶が蘇った。ただすぐに、どうしてこの病院を訪れたのか、大学病院で何かトラブルがあったのか、など、良くない連想が頭をよぎった。

市中病院では研修医も少ないため、大学病院ほど綿密に初診の問診をすることはない。受診理由はひと言、「不眠」とだけ書かれている。大学病院からの紹介状を持ってきていないことも、わたしの懸念を強くした。しかし、昭子の母の自宅は、この病院からはずいぶんと遠かったはずである。引っ越しでもしたのだろうか。

しかし、わたしの懸念に反して、問診室に入ってきた昭子の母は昨年別れたときと変わらない、穏やかな表情をしていた。身なりも小ぎれいに整っており、感じの良い若く見えるおばあさんというでたちである。しかし、ふっくらしていた頬などはやや膨らみが減ったように思われ、表情とは反対にややややつれた印象は拭えない。

「先生、お久しぶりですね」

にこやかに話す昭子の母に、わたしはやや呆気にとられた。

「お元気でしたか?」

「まずまずですよ」

「どうしてこの病院に来られたんですか？」

「先生にもう一度、ご挨拶がしたくて」


穏和な昭子の母とは対照的に、わたしの表情はますます怪訝《けげん》になっていったに違いない。自分の娘より若い医師のいぶかしげな表情を、昭子の母は楽しんでいるようでもあった。

理由を質《ただ》そうとしたわたしの機先を制して、昭子の母はこれまでの経緯を説明し始めた。

「実は新しい先生と合わなくて、大学病院にはほとんど行っていないんです」

引き継いだのは、研究肌の小川准教授だったはずだ。相性が良くなかったのだろうか。

「それに、なんだか薬の副作用が出たらしいんですよ。体がなんだかいたたまれないくらいウズウズして、気持ちまで落ち着かなくなってしまって。たぶん、あの先生に代わったからなんでしょうね」

（アカシジアだ……医者が代わったせいではない、わたしのせいだ）

アカシジアとは、抗精神病薬の副作用である。ソワソワ、ウズウズ、ムズムズがひどくなり、患者はじっと座っていることができなくなる。わたしたちが想像する以上の苦痛をともない、自分の症状を表現するのが下手な患者は、精神的に不穏になったのではないかと勘違いされることがある。

「では、薬もほとんど飲んでいないんですね」

「そうです、やめたらソワソワするのはなくなりました」

薬を飲み続けるか、やめてしまうか。抗精神病薬の服薬をやめてしまった統合失調症の患者の再発率は、1年間で78％、2年間で実に96％という数字が出ている。患者が治療、はっきり言えば薬を飲み続けてくれるかどうか。この問題を論じるときに、わたしたち精神科医はアドヒアランスという言葉をよく使う。アドヒアランスとは、患者が積極的に治療方針の決定に参加し、その決定に従って治療を受けることを意味する。治療に従わない患者をわたしたち医師はアドヒアランス不良と言ってしまうが、その薬物が自分に効かないことを見抜いた患者の賢明な判断であることも少なくない。

とはいえ、ほとんど治療がなされていないのは事実のようだが、それにしては精神状態は今のところ悪くなさそうだ。肝心の被害妄想は、どうなったのだろうか。

「最近、近所の嫌がらせはどうなんですか？」

恐る恐る、被害妄想の程度を確かめてみた。刺激になるのではと、「カレーライス」という言葉はつい喉の奥に呑み込んでしまった。

「たまにありますけど、気にしないようにしています。眠れないときは、まだ先生にもらった薬が余っているので、たまにですが使っています」

「そうでしたか……」

「その薬が、いよいよなくなってしまったんです」

昭子の母がわたしのもとに来た理由が、ようやくわかりかけてきた。しかし、薬はほとんど飲んでいないに等しい。これでは、症状がぶりかえす危険性ももちろん高い。何かほかに変化はなかったのだろうか。

「薬をやめてしまうと、また具合が悪くなる人も多いんです。どうして調子を維持しているんでしょうね」

「あれから、娘がしょっちゅう来てくれるようになったんです。孫の面倒もみないといけないので、あれこれ余計な心配をしているヒマもありません」

（そういうことだったか）

周囲の環境変化で、病状が変わることは珍しくない。ほぼ未治療でも状態が保てているのは、昭子の関わりが増えたからであり、しかも今のところは良い方向に働いているようだ。

「それは良かったじゃないですか。娘さんやお孫さんが、いちばんの薬ですね」

「孫のほうですよ」

被害妄想はやはり残っているようだが、お節介に治療する必要はなさそうである。

「薬は最小限出しておきますが、これからここに通うんですか？　まあ、そんなしょっちゅう来る必要はなさそうですけど」

「3ヶ月に1度くらいなら、運動にもなるし来ますよ。ただ、娘のところに引っ越すという話もあるんです。まあ、どうなるんでしょうね」

「引っ越すのならば紹介状を書きますから、遠慮なく言ってください」

「ありがとうございます。」

診察は終わった。3ヶ月後の診察を予約し、眠気が少しだけ差す、アカシジアが生じにくい抗精神病薬を少量処方して、昭子の母との再会は終わった。

しかし、昭子の母の診察は、これが最後になった。2ヶ月後に、昭子から電話があり、母に末期の胃ガンが見つかり、余命もわずかだという。この際自分のもとに引き取って、療養を行いたいという連絡であった。ガンは告知されたようだが、昭子の母は淡々と受け入れたようである。

それ以降、昭子の母についての情報は、途絶えてしまった。ガンに気がつかなかった不明を恥じると同時に、ガンに蝕まれた体に無理な薬物治療を施さなくてよかったともわたしは思った。

第2章

自分の異常性に気づく機能「病識」とは何か

「自分の異常性」への気づき、「病識」

精神科には、「自分は病気なんかじゃない！」と、本人の意志に反して、家族や会社の上司、警察など第三者に半ばムリヤリ連れてこられる人がいる。あるいは、本人の意志で病院に来たと口では言うが、内心では「自分はおかしくない」「病気なんかと診断されたくない」と、医者の質問にも表情を硬くして防衛的な態度を示す人も少なくない。

昭子の母は、後者になるだろう。「不眠がつらい」とは言っていたが、家族や行政の働きかけがなければ、医者のもとを訪れることもなかったに違いない。

「自分は正常なのか、異常なのか」

を判断するのは、実は容易なことではない。

精神科とはまったく縁のない人でも、端《はた》から見ると、

「この人は心の病気なのではないか」

と疑いたくなる人も、きっとあなたのまわりにもいるはずだ。なぜなら、「はじめに」で述べたように、「自分は病気ではない」「自分は正常」とその人が思っていれば、よほど周囲

に迷惑をかけているか自分が苦しんでいない限り、精神科などには行くことはないからである。

たとえば、「自分をバカにする人の声が聞こえる」といった幻聴や、「まわりに嫌がらせをされる」という被害妄想に襲われる統合失調症では、こういった現象が実際にあると信じ込んでしまう。「そんなものは聞こえない」と言う周囲が、異常に見えて腹立たしくなってくる。昭子の母からすれば、近所や家族こそが「異常であり、また自分の異常を認めない」、困った人たちなのである。

「自分の異常性」を認識すること。100%正しくはないが、これに近い意味の用語が、精神医学には存在する。「はじめに」でも述べたが、「病識」という言葉である。文字通りにとらえれば、病気に対する認識、つまり自分の病気をいかに理解しているかということになる。

厳密には、「病識」は、精神疾患という「病気」を持った人にしかあてはめてはいけない用語である。しかし、現代社会は「正常」「健康」と、「病気」「異常」との線引きが難しい。もしかしたら、「わたしは正常」という人の中にも、診断まではつかないにせよ、病的な部分がある場合も少なくないのである。

「自分の異常性」に対する気づき、すなわち「病識」を、過去の先人たちはどのように考えていたのだろうか。詳しく見ると、「病識」の中にも、その人の持つ病的なものとそれに対する心理的対処によって、いろいろな違いがある。

少し難しくなるかもしれないが、次の項目で「病識」の定義について触れてみたい。わかりやすくなるように、昭子の母には折に触れて登場してもらうことにしよう。

「病識」の系譜学

「病識」について初めて論じたのは、チェコの神経科医であるアーノルド・ピック（1851－1924）である。ピックが持ち出した概念は、「疾病意識」というものである。疾病に対する意識ということだが、その中身は一様ではなかった。病気に対する正しい理解である「病識」から、「なんとなく病気かもしれない」という不安レベルのものまで、幅広く考えていたようだ。

病識という用語を確立させたのは、ドイツの精神科医、カール・ヤスパース（1883－1969）である。ヤスパースは実存主義哲学者としても名高く、妻がユダヤ人であったためナチスから迫害されており、いわばファシズムという集団的狂気の被害者でもあった。病識という実存的な問題に関心が向かうのは自然だったのであろう。

ヤスパースはピックとは異なる分類を行っており、病気（精神疾患）に対する心構えを、以下の二つに分けている。

「疾病意識」（病気だという感じ）
「病識」（病気に対する客観的な理解、判断がある）

これを見て、「病識」とはかなりレベルの高い判断と思われた方も多いだろう。病識は、英語では「insight（洞察）」と訳される。病識とは、病気への洞察とも言い換えられるだろう。

しかし、たとえば、

「あなたはインフルエンザのことを、十分理解していますか？」

と聞かれれば、医療者であるわたしも完全に自信を持って答えられるわけではない。「病識」とは、非常にハイレベルな認知機能だとわたしは考えている。

医療のレベルは、ヤスパースが活躍していた時代に比べれば格段に進歩している。特に高度な治療にはインフォームド・コンセントが求められ、患者側にも病気について十分な理解をしてもらわないと、検査も治療もうまくいかない時代になっており、その傾向は今後もますます強くなっていくだろう。

心筋梗塞や脳卒中、ガンといった「からだ」の病気については、情報提供も理解も質・量ともに充実してきており、病気に対する客観的な洞察という意味での「病識」というヤスパースの考えは、現実化していると言えよう。

しかし、いわゆる精神の病気、俗に言う「こころの問題」については、身体疾患の医学レベルに達していない。たとえば胃ガンならば、内視鏡で胃から採取した細胞を顕微鏡でチェックして、ガン細胞が見つかれば診断できる。血圧が160㎜Hgを超えれば、高血圧と診断できる。

ところが、精神の病気あるいは問題は、身体に生じる病気や問題と違って、とらえどころがないのが現状である。昭子の母の場合は、客観的状況からも異常性が確認できるが、たとえば「妻が浮気をしている」というような嫉妬妄想は、あとで浮気が証明され、妄想ではないということもたまにある話だ。

ヤスパースが唱える病識、わたしがこの本で使う「自分の異常性」を洞察する能力というのは、定義というより理想なのかもしれない。

話はそれたが、統合失調症の場合は、完全に「病識」を失い、異常の世界にどっぷりと足を突っ込んでいるのだろうか。実は、そういうわけではない。病的世界に取り囲まれる統合失調症にも、健康な部分がある。それについて説明する前に、まず現代の精神医学がどのように病気を診断しているのかを、見てみたい。「あなたは統合失調症です」と診断するにあたって、「病識」は重要な項目なのだろうか。

現代精神医学は「病識」を軽視している

21世紀の精神医学における病気の診断は、「操作的診断基準」によって行われるのが普通になってきている。

「操作的診断基準」とは、意地悪く言えばマニュアルによる紋切り型診断のことである。現代では、駅前のメンタルクリニックから、アメリカの高度な研究施設に至るまで、精神の病気の診断には、DSM（アメリカ精神医学会による診断基準。現在はその最新版、DSM-5）が広く用いられている。

たとえば、統合失調症ならば、

1. 幻覚
2. 妄想

3. 思考の解体・疎通性のない会話（とんちんかんなこと）

4. 非常にまとまりのない言動・緊張病性の行動（意味不明な行動や、急に固まってしまうこと）

5. 陰性症状（無感情、鈍感で、何事にも怠惰になってくる）

など5項目のうち2項目以上があてはまり、それぞれの項目が1ヶ月間存在すれば、統合失調症と診断される。昭子の母の場合は、幻覚（カレーの匂い、悪口という幻聴）、妄想（近所による嫌がらせ）、陰性症状（家の片付けができなくなる）が見られている。

従来の精神医学には曖昧な概念が多く、また精神科医による診断のバラツキが大きいことが、このようなクリアカットな基準が普及した理由でもある。しかしあまりに明快すぎるため、「チェックリスト」と揶揄されることも多い。

さてこのＤＳＭに、ヤスパースも重視した病識という項目は入っているのだろうか。残念ながら病識の有無は、どの病気の診断基準にも入っていない。「病識」に大きな問題を抱える統合失調症ですら、診断するにあたって「病識」の有無はどうでもいいことになっている。自分のことをどう考えようが、診断には決定的ではないというわけである。

また、統合失調症の主要な症状である被害妄想は、病識欠如とは相関がないことが、コロンビア大学の心理学者ゼイヴィア・アマドーらの研究によって明らかにされている。つまり、強固な妄想に取りつかれていることと、自分の異常性に気づかない「病識欠如」とは、何の相関性もないのである。

よくよく考えれば、病識について、あるかないかというデジタル的なチェックをつけるのがそもそも不可能である。自分の異常性をまったくわかっていない人もいれば、うすうす自分がヘンであることを感じている人など、程度と中身はかなりまちまちである。昭子の母も具合の悪いときは病識がほとんどない状態だったが、治療とともに「おかしかったのかもしれない」と、不十分ながらに自分の異常性について触れている。

診断の項目には入っていないし、被害妄想の重症度とも相関がないとはいえ、「病識」をどの程度持っているかは、とても大切な問題である。病識のまったくない人に、「あなたは病気です」と説得しても、怒りを買うだけで逆効果である。治療を長期間必要とする病気の人は、「病識」がなければ、「わたしは正常だ」とばかりに、医者のところには来なくなってしまうだろう。治療が中断してしまい、病気がぶり返してしまう危険性が高くなる。

これは、病気の人だけにあてはまることではない。(今のところ)正常で健康と言える人でも、自分の異常性に気づかない人は、他人からの評価を拒絶する。病気ではないとしても「病識」を持ったほうがいいとわたしが思うのは、先にも述べたが「正常」「異常」の境界線は、はっきりしないことも多いからである。

芥川龍之介の統合失調症への疾病意識

昭子の母はなんとか自発的に受診してくれたおかげで入院を免れたが、そうでない場合も少なくない。強盗や傷害など触法行為を犯してしまい、それが精神障害によるものと判断されれば、「措置入院」という処置がとられる。あるいは患者が拒否していても、医師が入院を必要と判断すれば、家族など保護者の同意を得て「医療保護入院」という形態の入院を行うこともできる。患者にしてみれば、どちらも強制入院以外の何ものでもない。

昭子の母も、隣の山本さん宅に押し込んで暴力を働くようなことがあれば、警察が動いて結果的に措置入院となっていたであろう。自分を攻撃してくる幻覚や妄想に対する自衛行動、対処行動として、わたしたちから見れば反社会的行動をとることもあるわけである。

措置入院も医療保護入院も、精神保健指定医による診断が必要である。こういった入院に際して医師による判断根拠を記した入院届が必要だが、この入院届の文面には「病識欠如」という決まり文句が登場する。精神鑑定においても、「病識」のあるなしは、重要な判断材料になる。

統合失調症に病識は乏しいと考えられている。なぜならば、統合失調症の場合、幻聴や被害妄想という、揺るぎない確信を持つ症状があるからである。うつというのは、正常な人でもしばしば経験する症状であり、どの程度のうつまでが正常で、どの程度からがうつ病なのかは、判断に迷うことが専門家でもよくある。

しかし、統合失調症にもいろいろな患者がいる。洞察レベルではないが、病気への意識、「疾病意識」の強い人たちもいる。昭子の母は渋々ながら病院にやってきたが、こういった自ら進んでやってくる人も少なくない。

「脳の中にチップが埋め込まれているから、ＭＲＩの検査をしてほしい」

「脳の半分のカタチが歪んでいるので、手術で治してほしい」

と、脳外科や神経内科を訪れる統合失調症の患者もいて、このような患者の受診で当惑している医師から相談を受けることもある。わたしたちから見ればそんなことはないと一笑に付すようなことでも、この現象を異常と思わず真剣にとらえている患者にとっては、非常に苦痛である。絶望のあまり、自殺に及ぶ者もいる。

このように身体面での苦悩を感じている人は、病院に救いを求めに来るため、治療につながりやすい。昭子の母も、不眠という身体的苦痛があったからこそ、社会的破綻を免れたのかもしれない。

しかし、昭子の母は、不眠だけに悩まされていたわけではない。昭子の母は、彼女にとってみれば周囲からいわれなき中傷を受けて、社会から孤立していた。健康だった数年前までとは、「何かが変わってしまった」という、漠たる、しかし強い孤立感に襲われていた。精神的に苦痛を感じているという意味で、「自分はどうもおかしい」という、未熟な「病識」を持っていると言えるかもしれない。

作家の芥川龍之介の母は統合失調症で入院歴もあり、芥川自身も統合失調症の疑いが持たれている。「漠たる不安」という遺書を残して芥川は自殺したが、芥川は自分も統合失調症になるのではないかという恐怖を持っていたという。芥川が統合失調症に対する洞察を持っていたとは言いがたいが、精神病への不安や恐怖、ヤスパースのいう「疾病意識」は、強く保持していたと考えられる。

妄想と現実「二重」の世界

映画「ビューティフル・マインド」は、統合失調症を患いながらもゲーム理論を打ち立てノーベル経済学賞を受賞した、数学者ジョン・ナッシュの一生を描いている。

ナッシュは幻覚や妄想に脅かされ、数学者としてだけではなく、家庭生活までもが崩壊しかかる。精神科医による診断と投薬を受けいったんは回復するが、薬剤は数学者にとってもっとも重要な思考力を鈍らせる。医者の目をごまかして薬を飲まないでいたところ、「国家によって自分が迫害されている」という被害妄想が再発し、治療をますます拒否するようになる。こういった臨床現場でもしばしば見られるエピソードが、生々しく描写されている。「二重見当識」という用語がある。人は妄想にとらわれると、自分のまわりのすべての世界が、妄想の支配を受けてしまうと考える。しかし、妄想の世界に100%べったり浸っているわけでもない。妄想と現実の世界を行ったり来たりして、「二重」のものの見方をすることで、折り合いをつけようとしている。

ナッシュも症状の重いときは妄想の世界しか見えなくなっているが、妄想の世界から現実に戻そうと努力したのが、妻のアリシアだった。妻の度重なる働きかけで、ナッシュは現実の世界に徐々に戻ることができた。

ナッシュのように、病識が乏しくなりがちと考えられる統合失調症でも、二重見当識によって、自分の病気に対する正しい理解、洞察に近いものを持つ患者もいるわけである。昭子の母も、娘の昭子の関わりがあったからこそ、被害妄想の世界から帰ってくることができたのだろう。また、昭子のすすめを理解するだけの、二重見当識があったおかげでもあるかもしれない。

統合失調症の患者は、基本的には妄想の世界に生きているが、わたしたちが生きる現実の社会にも生きている。現実社会へ近づいたときに、

「自分は少しおかしかったのかもしれない」

「やはり自分は病気だった」

と、病気に対する感覚や洞察を見つけることがある。

しかし、洞察を獲得することは、諸刃《もろは》の剣となりうる。人びとは、一般には自分が「心の病」などを患うことは考えていない。繊細な統合失調症の患者が、素直かつ健気に自分の「心の病」を、受け入れることができるだろうか。精神科医の土居健郎は、「病識が出始めたときに、内心深刻な衝撃を受ける」と、注意を促している。

一部の統合失調症の人には、「二重」の世界のうち、現実側の感覚があまりに研ぎ澄まされた「健康」な人がいる。ナッシュも、現実社会では稀代の才能を持つ数学者であった。ナッシュは数学の世界だったが、わたしたちの住む現実は建前と本音が異なる、〝二枚舌〟の社会である。健康人ならば「清濁併せ呑む」という大人の対応をするところで、正面から正論をぶつけて異を唱える統合失調症の人もいる。そして現実社会と自分の理想とのギャッ

プがきっかけとなって精神病を発症し、その引き換えに「病識」を失う天才もいる。統合失調症を発症し、後半生を収容施設で暮らしたドイツの詩人、ヘルダーリンなどは、その例かもしれない。

統合失調症は、「病識欠如」の病気とは単純に言い切れない。平凡なわたしたちにはうかがいしれない、健全な部分を持っている人たちなのかもしれないのである。しかし、次の章で紹介する恵一郎の「病識」のなさは、「うつっぽい」「落ち込んでいる」などといった、わたしたちがしばしば日常で経験するありふれたものから生じている。では、だからといって、ナッシュやヘルダーリン、それに昭子の母の異常性に比べて、程度は軽いと言えるのだろうか。

第3章

「不安に取りつかれた人」の病的な心理

キャリア官僚が犯した〝深刻な〟凡ミス

「今晩もまた答弁書類の準備か……」

某省キャリア官僚の恵一郎も、今年で入省12年目になる。入省したときには、「国を変える仕事がしたい」「先々は国会議員にも」という熱い希望に燃えていた。しかし、意気盛んだった彼も、人員削減や国政の混乱などで、最近はこれまで経験したことのない疲労を感じるときが多い。国会シーズンには質問への答弁書作りで多忙を極めるが、以前ほどのモチベーションは湧いてこないことを感じている。

今夜も帰りは終電を逃し、タクシーになってしまった。閑静な住宅地にある官舎に帰り部屋に入ると、作り置きの料理がテーブルの上に置いてある。小学生の長女はすでに寝ているが、妻も最近は恵一郎の帰りを待たずに就寝することが多くなった。仕方がないと思う反面、苦労している自分の帰りを待ってくれない不満、怒りはないわけではない。とはいえ、イライラしている時間的な余裕はない。明日の朝、といってももう日付は変わってもう今日なのだが、6時には起きて出かけなければならない。睡眠不足には、自分は強いつもりだ。

このような多忙な生活が続く中で、小さいながらも思わぬ事件が発生した。恵一郎が担当していた事業の中間報告書をまとめる時期になり、表計算ソフトでの経理作業が増えることとなった。

表計算ソフトの数字を、ワープロ用のソフトにコピーして、提出することになる。今まで凡ミスを犯したことのない恵一郎が、このコピー作業に失敗し、写し間違えてしまったのである。

課長から「この数字、ちょっと合わないんじゃないか？」と指摘されたところで、よくよく見ると桁がまったく合っていない数字が並んでいる。

「また作ってくれればいいよ」

課長は単なる凡ミス扱いで、機嫌を悪くすることもなく大らかな対応だった。公的に配布する前のチェック段階だったので、業務上も致命的ではまったくない。

しかし、このようなミスは、高校や学習塾時代から犯したことがほとんどない。まして、入省してからは、学生時代とは比べものにならないほどの緊張感を持って仕事をしている自負があった。ミスの事実よりも、ミスをした自分に対する自信や信頼が大きく揺らいだことのほうが、恵一郎にとっては大きな衝撃だった。

ショックを受けたからといって、仕事は手加減してくれない。以前は次々と押し寄せる仕事の負荷を克服してきたが、この一件があってからは「もしかして、ミスをするかも」という不安がよぎるようになった。官僚の仕事は国家の方向性を決めるものだ、激務を支えている仕事へのプライドが、恵一郎には初めて全身を押しつぶされるような重苦しいものに感じられた。

凡ミスが動機の自殺未遂

この凡ミスのあとも、こなす仕事量も疲労も増える一方であった。恵一郎が属する部署の業務計画がうまく進んでいないという事情もあったが、国政や経済状況、世論も刻々と変わる。官庁ばかりを責めるわけにもいかない。

ところが、恵一郎は徐々に自分の責任を思い詰めるようになってきた。

「あのミスが引き金になって、計画に支障が生じたのではないだろうか」

「課長や同僚は自分に面と向かってミスを指摘せずに隠していて、あとで人事に反映させるんじゃないか」

繰り返すが、恵一郎のミスは、誰でも犯すようなささいなレベルで、組織にはまったく影響は与えていない。しかし、恵一郎は、ますます深刻に考えるようになった。自分の悩みを誰かに相談できれば、自分を客観化できたかもしれない。とはいえ、それも結果論である。「あまりに重大なことと思っていたので、とても他人には話せなかった」と、後日恵一郎は語っている。

実はこの2ヶ月ほど、恵一郎はまともに眠れていない夜が続いていた。目をつむってじっとしていなければならないと思うが、ベッドで横になっても仕事で自分が数字を大きく間違えて、政治家や国民から罵倒される姿が夢に浮かぶ。「お前なんか死ね！」と上司に面罵《めんば》される場面で、飛び起きる。汗をびっしょりかいた身体全身で、「またか……」と溜息をつくしかできない。現実とは区別のつかないような悪夢で、休息すべき夜にかえって疲労してしまう。

仕事にも精彩を欠いており、通勤電車での読書もほとんどできなくなっていた。まともな休日があれば、家族が一家の主《あるじ》の異変には気づきそうである。しかし、休日出勤が続いていたことと、恵一郎の妻が週末も子どもの親の集まりなどで忙しかったことから、家族でゆっくりする時間はほとんどなくなっていた。こういった不運が重ならなければ、恵一郎もこれから述べるような驚くべき行動をとらなかっただろう。

恵一郎は、週末にレンタカーを予約した。妻には、「地方説明会で出張する」とうそをつき、一日家を空けることを伝えた。地方出張はたまにあるので妻は気にも留めなかったが、普段は1ヶ月くらい前から伝えてくれるので、今回は急だなと思う程度であった。

恵一郎の記憶が断片化しているため曖昧なところが多いが、警察による情報では、概ねこのような行動である。昼前に自宅を出たあと、車で2時間ほどのところにある某県へ向かった。この県は恵一郎が4年前に出向していたところであり、土地勘がある。

この県の中心部には、県内一の大河がゆったりと流れている。出向していた頃には、まだ幼かった子どもを連れてたまに遊びに来ていた、懐かしい思い出のある川である。ゆったりとした流れに見えるが注意深く見ると、ところどころに急な水流が渦を巻いているのがわかる。今日は穏やかな顔を見せているが、雨が降った日には水量が増し、暴れ川の異名をとるだけの川である。

季節は晩秋で天気は快晴なものの、遊歩道がない箇所のためか、人気はほとんどない。散歩や釣りを楽しむ人がいそうなものだが、今日に限っては誰もいない。遠くを眺めると、雪をかぶった山々が、恵一郎の悩みなどまったく関心がなさそうに屹立《きつりつ》している。橋のたもとの日の当たらない暗い河原に車を止めて、靴をそろえて車内に置き、準備していた遺書を靴の上に置いた。

気がつくと、恵一郎は冷たい水の中でおぼれかけて苦しくなったのか川辺の岩場に近づき、そこに居合わせた釣り人に助けを必死に求めていた。水をかなり飲み込んでおり、足にかすり傷を負っていたが、意識は保たれていた。

釣り人は警察に通報し、地元の警察署が事情を聞きに来た。3時間ほどで慌てふためいた妻が現れ、警察からは勤務先への連絡と医者にかかることをすすめられ帰宅許可がおりた。

帰りのレンタカーは妻が運転したが、妻と何を話したかの記憶は、恵一郎にはほとんどない。ただ一点、「このことが職場に知れたらどうしよう」「そうなったら、俺のキャリアはおしまいだ」という恐怖しかなかった。

不安を抑えようとしているうちに、どんどん呼吸が荒くなってきた。息を止めようにも、胸郭が勝手に動いてしまう。このまま肋骨がバラバラになって、死んでしまうんじゃないかという恐怖が襲ってきた。水でも飲めば治るかと思ったが、手がしびれてペットボトルの水も飲むことができない。

目を見開いて泣きそうな顔をしている妻の顔が見えた。頼るのは、彼女しかいない。精一杯声を振り絞って、「なんとかしてくれ！」と叫んだ。

「病院に行こう、それしかないよ、恵ちゃん」

ちょうど、長女が小児科でかかっている総合病院まで、あと20分ぐらいで着く。もう、そこに頼るしかない。今置かれている事態がまだ呑み込めていない恵一郎の妻だったが、精神的な問題のせいであろうという、漠然とした見立ては持っていた。

救急病棟での問答

当時わたしが勤めていた総合病院は、内科系、外科系ともにすべての診療科がそろっている、地域の基幹病院であった。当然ながら救急の患者も、たくさん受け入れている。外来診療だけでなく、自殺未遂やパニック発作を起こした患者の治療も、精神科医として大切な任務であった。

水曜日は、ほかの診療科からの相談を受ける当番日だった。急を要さない患者は、電子カルテで前日までに精神科診療の予約がなされている。しかし、前日夜に運び込まれた患者で至急診察が必要なケースには、当番医に直接電話がかかってくることが多い。

午前10時ちょっと前に、わたしの院内用ＰＨＳが鳴り響いた。ちょうど救急病棟の朝の申し送りが終わったタイミングである。

「先生に診ていただきたい患者さんがいるんですが……」

若い研修医の緊張した声で、患者の簡単な説明が行われた。昨夜パニック発作で救急搬送されたが、話を聞くとその日に入水《じゅすい》自殺を試みたらしい。パニック発作は落ち着いているが、うつ病の可能性はあるか、精神科としての検査や治療が必要か、評価してほしいという依頼であった。

特に、なんら驚く依頼ではない。救急で自殺未遂者の精神疾患が疑われ、急な診察や対処を求められる場合は、大きな総合病院ではしょっちゅうあることである。

電子カルテを開くと、宮崎恵一郎の紹介文がアップされている。現役のキャリア官僚で、身体的には問題がない。入水自殺後に車で病院を目指したが、パニック発作が激しくなったため妻がこれ以上運転するのは危険と判断して、コンビニの駐車場から救急要請したこと、搬送されてからパニックは治まったが、「うつ病が疑われる言動」が見られるという判断が、救急科の紹介医によって記されていた。

医師や看護師が機敏に動き回り、医療モニターのアラームも絶えず鳴る救急病棟は、わたしも入るときには、毎回のことながら緊張感が走る。

恵一郎は、透明な点滴を受けながら、4人部屋の奥のベッドに横になっていた。ベッド脇には、妻が硬い表情で目を閉じてうつむいていた。

「精神科の西多と申します。救急科の先生から、あなたを診察するように頼まれたものです」

あらかじめ精神科医の診察があることを告げられていた恵一郎と妻は、「ああ、来ましたか」というような表情で、特に驚きは示さなかった。両者ともこの1、2日のことで、疲弊していたせいもあっただろう。

今現在の痛いところやだるいところ、食事や睡眠について簡単に尋ねたところ、恵一郎は落ち着いて答えることができた。次にはやはり、自殺未遂という肝心の話題に触れざるをえない。

「場所を変えて、先生とだけ話したいのですが」

別室で、わたしと恵一郎だけが話すこととなった。たしかに、隣の患者には、聞かれたくないのももっともなことだろう。しかしそれよりも、わたしに伝えたい何かがあるという意志が感じ取れた。

救急病棟には、患者家族に説明するための部屋がある。机と椅子と電子カルテ用のパソコンしかない殺風景な部屋で、恵一郎はわたしの左手に弱々しく座った。

「では、本題に入りましょう。宮崎さんは、どうして、どのような気持ちでこんなことをなさったんでしょうか?」

なるべく詰問調にならないように、彼の気持ちにも配慮しながら聞いてみた。

悲しく不安そうな表情を浮かべながらも、恵一郎は一気に喋り始めた。

「わたしは、職場だけでなく、日本の行政にまで、はかりしれないダメージを与えてしまったんです。わたしのポカのせいで、もしかしたら倒産したり、あるいは路頭に迷って死んだ人もいるかもしれません。先生にはわからないでしょうが、行政のシステムというのは、小さなミスが大きな結果として表れるんです」

ここで「そんなことはありえないだろう」と否定してしまうのは、得策ではない。しかし、そこでわたしの表情に、それはちょっと大げさだろう、心配しすぎじゃないか、という思いが出なかったといえばウソになる。

それを察したのか、口調は静かで抑揚は乏しいながらも、恵一郎の言辞はエスカレートしていった。

「マスコミは、自分たちはいい給料をもらっておきながら、何かと言えば公務員叩きです。ただ、今回のわたしのミスは紛れもない事実で、格好のマスコミのネタです。だったら先手を打って、テレビや新聞に取り上げられるような死に方をしてやろうと思ったんです」

今回の一件の発端となった、恵一郎が犯した「凡ミス」についても聞いてみた。しかし、「先生にはわかりません」と、詳しい説明を拒んだ。

「今の自分の状態をどうお考えですか?」

今の恵一郎が、このようなオープンクエスチョンに答えることができるかどうか怪しんだが、恵一郎ははっきり「自分には生きている価値がありません」と断言した。

「わたしの考えでは、あなたは入院して少し休息したほうがいいと思う」

恵一郎は入院をはっきりと拒絶した。拒否の理由は、「入院すると先生にも、妻にも、職場にも迷惑がかかる」「自分には休息する価値もない」というものだった。

「このまま退院したあと、どうなさるのですか?」

こうわたしが確認すると、眉間にしわを寄せて「家に帰るだけです」と答えたが、帰宅後にどういう行動をとるかについては、考えを巡らせることはまったくできない状態であった。

「また、自殺未遂をしてしまうのではと、わたしは心配です」

と、自殺未遂を再びしないかどうかの評価を行う、もっとも重要な質問をしてみた。恵一郎はやや皮肉交じりに苦笑を浮かべて、

「そんな先のことは、わかりませんね」

と、余裕のない様子で答えるのみであった。

わたしは、恵一郎を精神科病棟に入院させ、治療を行う必要のあることを確信した。

本人が望まない精神科入院へ

本人は自分のことを病的と思っておらず、入院治療の必要性も理解していない。しかし、このまま入院ではなく外来治療という枠では、自殺未遂の危険性が高いなど、本人の安全を守れないときがある。そのような危機的な状況の場合には、本人の意志に反して入院を決定することが可能である。「医療保護入院」という制度である。

わたしの医療的判断に加え、妻の同意が得られれば、医療保護入院は成立する。わたしは、恵一郎が妄想をともなったうつ病の可能性が濃厚であり、入院環境下で治療しなければ、職場復帰どころか再び自殺を図る危険性が高いことを妻に対して説明した。

妻には、迷いが表情でうかがわれていた。何より、夫の異変と現在の状況が、まだ信じられない様子だった。このようなときに家族にとって珍しくないことだが、こともあろうに精神科などの厄介になるなんてという、いたたまれない不本意な気持ちがあったのも事実だろう。妻自身は取り繕おうとしていたが、なかなか隠しきれるものでもない。

「最近は疲れた顔をしていたが、仕事が大変なだけで、そのうち山を越すだろうと思っていた。警察からの電話でびっくりした」

というくらいだから、寝耳に水なのも仕方がない。それに精神科にかかることにも、世間体からも望ましくないという思いがあったのは当然である。恵一郎は、将来を嘱望されたエリート官僚である。夫の輝かしいキャリアは、もうこれで終わりかもしれない。

ただ妻にも、このまま帰宅することには、強い不安があるのもうかがえた。何より、車の中でのパニック発作が、妻にとっては衝撃的であったようだ。わたしが病棟の様子やほかにも似たような患者がいること、長期の入院にはもちろんならないことを話し、さらに入院しないのであれば、明日か明後日にも外来に来るように、入院とは別の選択肢があることも示しておいた。

やや長い沈黙を置いて困惑は見せながらも、最後は、「お願いします」と、妻は医療保護入院に同意した。同意というよりは、消去法による選択というほうが、妻にとっては正しいのかもしれない。

わたしは恵一郎に医療保護入院を告知し、治療の必要性を再三にわたって説明したが、「入院はしません」と拒絶するのは変わらなかった。しかし、医療者の誘導に激しく抵抗することはなく、渋々ながら個室に入室した。硬い表情で横たわり、夜食以降の食事を一切拒絶した。食べるようにすすめても、「食べたいと思いません」「わたしには生きる価値がありません。だから、食べる必要性がありません」と言うのみで、看護師のすすめに耳を貸すことはなかった。

うつ病「三大妄想」と蝕まれた病識

恵一郎の診断は、うつ病である。もっと詳しく診断するならば、「精神病（妄想）をともなううつ病」だが、妄想性うつ病と呼ぶほうがわかりやすいだろう。

うつ病というと、「落ち込んでいる」「やる気が出ない」といった、マイルドな症状をイメージする人がほとんどだろう。これら抑うつ気分や意欲低下は、別にうつ病の人の専売特許ではない。わたしも含めて、健康な人にも存在する、自然な精神の動きである。

しかし、うつ病の中に強固な妄想をともなうタイプがあることは、意外に知られていない。妄想性うつ病の患者は、妄想に凝り固まっているため、治療が必要だという医師や家族の説得にもなかなか応じてくれず、結果的に医療スタッフによる濃厚な治療が可能になる入院を必要とすることも多い。病院に勤務していると、恵一郎のような患者は珍しくない。

妄想性うつ病の患者は、どれくらいいるのだろうか。これはスタンフォード大学の研究グループの調査だが、ヨーロッパ5ヶ国の1万8980人を対象とした有病率調査では、妄想性うつ病は0・4％であり、うつ病患者の18・5％に妄想が見られたという。つまり、うつ病の2割弱は、妄想が見られるという結果である。

さらに妄想性うつ病は、重症であり、仕事や日常生活など社会機能が低下しやすい。不安、不機嫌、焦燥をともないやすく、自殺の危険性が高いことでも知られている。

「罪業妄想」「貧困妄想」「心気妄想」の3種類からなる「三大妄想」は、うつ病患者に特徴的な妄想として、古くから知られている。たしかに、現代の臨床現場でも、この三つが妄想のテーマであることが多い。

「罪業妄想」は、まさに恵一郎が取りつかれていた妄想である。「自分はとりかえしのつかない失敗を犯した」と、自分が道徳的・倫理的に重い罪を背負っており、それによって罰せられると確信している。うつ病の持つ罪業妄想は、過去のとるに足らない、ささいな過失であることが少なくない。

自分の過失や無能力のために、自分や家族が困窮してしまうと確信する「貧困妄想」も、現場でもしばしば目にする。「破産してしまい医療費が払えない」などと言い張り、治療を拒むのは、典型的なパターンである。

「心気妄想」とは、自分がなんらかの病気にかかっていると確信する妄想であり、「わたしは絶対に肺ガンだ」と言い張り、何度検査しても納得せずに医師を困らせている人も中にはいる。自分の健康と生についての、事実としては根拠のない過剰なこだわりが、強固な確信という妄想レベルにまで達している状態である。

「三大妄想」は、自分自身を道徳、身体、経済的な点において不当に低く評価する妄想であるため、「微小妄想」と総称される。このような妄想に取りつかれれば、自身が感じる不安や恐怖だけでなく、周囲への不信感や警戒感、無理解への焦燥や怒りが増し、自殺未遂や他害事件の危険性が高いのも納得できる。

たしかに恵一郎は、「自分は無価値である」という微小妄想にどっぷりとはまりこんでいた。しかし、自分の異常性を少しでも認識できていれば、入水自殺のような行動には至らなかったであろう。

ではどうして、妄想は自分の異常性への気づきや疾病への認識、いわゆる病識を失わせてしまうのだろうか。

健康を偽装する「匿病」の心理

同僚や友人どころか、妻でさえ恵一郎の不調に気づかなかったのは、理由があるのだろうか。それは、妄想性うつ病患者が持ちがちな否定的な自己価値観にこの謎を解く鍵がある。

一般的なうつ病患者は、「なんとなく気分が沈む」「やる気が出ない」と感じるとともに、原因のはっきりしない体の重さや倦怠感や食欲低下、不眠に困るものである。こういった一般的に知られていて、自分でも「これはもしかしてうつなのかな」というサインについては、認識しやすくわかりやすい。他人に相談したり、場合によっては医者にかかったりという行動もとることができる。

しかし、恵一郎も悩んだ恥辱や罪悪感、自責感、後悔の念、つまり否定的な自己価値観は、異常なものとは認識しづらい。自己価値観がいつのまにかネガティブに変わってきていると、いつのまにかその自己否定感に呑み込まれてしまい、自分の病的な変化として気がつきにくいのだ。

「微小妄想」の微小という文字を見ると、小さくまとまっている印象を持たれるかもしれない。しかし、正反対に「誇大的」な側面もある。恵一郎が「マスコミにも取り上げられるくらいの派手さ」を狙った自殺を試みたのは、その一例である。

さらに言えば、「ネガティブな誇大性」である。罪業妄想では、自分の無価値ぶりを高らかにアピールする。貧困妄想では、借金や破産をこれ見よがしに苦悩する。心気妄想では、医者が辟易するくらいに病気のことを心配する。こういった誇大性の原動力になっているのは、生存への不安であると考えられている。三大妄想が、生存に必要な経済力、健康、それに自分自身の生存価値を主題としていることからも、妄想には著しい不安がともなっていることがわかるだろう。

しかし、そんな強い不安があれば、自分のおかしさに気がつくのではないかという指摘もあるだろう。そこで、自分の異常性や疾患性を隠蔽する心理が働く。これを「匿病《とくびょう》」と呼ぶ専門家もいる。

「匿病」とは、病気を隠して健康を偽装することである。恵一郎の異変がまわりに気づかれなかったのも、「匿病」がうまくいっていたためである。自分の悩み、いや微小妄想をひた隠しにしていたのは、相談しにくいテーマであったとともに、「病気に思われたくない」という心理が働いていたと考えられる。ただそれは悪意からではなく、「自分の無能を知られると、左遷されてしまう」「病気だとわかれば、妻が離れていく」という、罪や罰を恐れる気持ちからだったのかもしれない。

治療の後日譚

その後恵一郎は、1ヶ月でなんとか無事退院し、今は職場に復帰している。回復は、今のところ順調である。

入院当初は食事を拒んでいたため、脱水など身体的な問題が生じる可能性があった。それでなくてもこの3ヶ月ほどで消耗して体重も落ちていたことから、栄養面での対処は急務であった。水分・栄養分補給の点滴に対しては諦めたような表情で無言で従うのみであった。ただ、抗うつ薬の服用については、疾病理解の乏しい恵一郎は、案の定「薬は要りません」「ムダなことです」と、頑として拒否した。

妄想性うつ病は、休息していただけでは改善しないことが多い。自殺のリスクも高いため、のんびり構えているのは危険である。抗うつ薬による治療が、初期においてはどうしても必要である。軽症のうつ病では、精神療法や認知行動療法など薬を使わない治療が有効だが、強固な妄想を抱える重症例では、そういうわけにはいかない。「すべてのうつ病は薬がなくても治る」などと揚言している医者は、軽症例ばかりを診ていて重症例を診たことのない医者である。

そこで抗うつ薬の点滴を行うこととなった。一般に使用されている抗うつ薬のうち、1種類だけ点滴で使えるものがある。点滴治療は不整脈など副作用が生じやすいことから、特に論文によるエビデンスを好む最近の精神科医からは評判が良くない。しかし、妻がもう一つの治療手段である電気けいれん療法に強い難色を示したため、治療の落としどころとしては現実的な選択だった。

恵一郎に、点滴から薬剤を入れることを説明したが、「イヤですね」「勝手にしてください」など拒否はしたものの、投げやりながらも点滴を抜くなどの行動はとらなかった。黙認という、同意としては曖昧な状態の中で、治療が進められた。

5日目くらいから、「大したミスではなかったのかもしれない」「僕1人ぐらいが自殺しても、マスコミ沙汰にはならないですね」と、妄想的な確信が薄れてきた。食事も徐々にとり、看護師とも雑談をするようになった。1週間後には「薬飲んでみます」という申し出があったため、点滴は中止し錠剤に切り換えた。

安定していたため、すでに大部屋に移っていた恵一郎に、一度こんなことを聞いてみた。

「つらかったときに、医者に相談してみようという気にはならなかったのですか？　宮崎さんほどの頭のいい人ならば、うつ病の知識ぐらいはあったと思うのですが。眠れないとか頭が回らないとか、事実いろいろ困っていたと思いますが」

いじっていたスマートフォンを置いて、ベッドの上で姿勢を正したあと、恵一郎は苦笑いしてこう言った。「そのときは、そんなことはまったく考えませんでしたね。今思えば、そうしておけばよかったんでしょうが」

恵一郎は退院後、本人の要望で職場近くのクリニックに移って治療を続けることになった。「そんなことはまったく考えていなかった」という言葉は、そのときの恵一郎の「病識欠如」をはっきり言い表している言葉である。

うつ病でも、このように妄想的で病識のない、「匿病」傾向のある患者は、思考の修正が利かず、自殺のおそれが高いと言われている。恵一郎の場合は、抗うつ薬の点滴による治療が奏効し副作用も生じなかったのは幸いだったが、薬剤の効果が乏しい、あるいは副作用が生じるなど投与が難しくなった場合には、ほかの治療法を検討する必要がある。総合病院で行われている「修正型電気けいれん療法」は、頭部に電流を流す治療法であり、全身麻酔下で麻酔科医の管理のもとに行われるため、有効かつ安全性の高い治療法である、しかし、「電気ショック」という短絡的なイメージや偏見もあってかマスコミが取り上げることは少なく、認知度がなかなか上がらないのは残念に思う。これも、本人ならびに家族に拒否されると施行できなくなり、打つ手が限られてくる。

テレビやインターネットで取り上げられることが増えたうつ病にも、このように一般的にあまり知られていない側面がある。次の章では、現代精神医学の中でうつ病を考えるときに、問題点となっていることを取り上げる。

これまで問題なく仕事をこなしていた人が、あるときから態度が徐々に尊大になり、職場の同僚や上司と激しい衝突を繰り返すようになった……こういう人は、まわりにいないだろうか。あるいは、配偶者や家族と大ゲンカが始まった人。

次に登場する徹也は、恵一郎と同年代である。グローバル規模で有名な外資系の損害保険会社で課長をしている、事務処理や交渉能力を高く評価されている有能な人物である。しかし、ある時期にトラブルを起こし、地方に転勤となってしまった。このトラブルは、まさに有能であるはずの徹也が「自分の異常性」への気づき、つまり病識を失っていた時期とまったく重なっている。しかも、昭子の母や恵一郎の治療では役に立った精神医学が、かえって状態を悪化させていたことが、事態を複雑にしている。

第4章

「寝なくても平気」「俺すげぇ」異様なハイテンションは病気か

症例検討会で

大学病院では、週に1度「症例検討会」が行われる。教授を筆頭とした診療スタッフだけでなく、研修医や臨床実習の医学生が集まり、主に治療に難渋している患者について議論が行われる。担当医が症例のプレゼンをしたあとに、実際に患者が検討会場に入り、教授と直接面接をする。その後、スタッフで治療方針の議論が行われ、診断・治療の見直しや追加の検査など、治療に第三者からの修正が加えられる。

昔は医学教育のための「見世物」というネガティブな印象を持たれたもので、今でも臨席を拒否する患者もいる。大勢の医療者や学生の前での問答となるため、不安の強い患者はかえって調子を崩すことがあるため、臨席はもちろん強制ではない。しかし、「症例検討会」は、患者にとってもメリットがある行事である。なぜならば、医学生に対する教育目的ももちろんだが、臨床経験が豊富な第三者によるチェック機能、さらに医療者同士の情報共有という意味合いが強くなっているからである。

半月ほど前に抑うつ状態で入院してきた徹也の治療方針について、今週の症例検討会で議論されることとなった。わたしの同僚である遠藤医師が徹也の担当医を1年ほど務めていたが、外来でもなかなか状態が上向きにならず、業を煮やした徹也自身が、短期入院による集中的な検査と治療を求めてきたというのが、入院してきた経緯らしい。

大学には、「医局」という談話室のような場所がある。コーヒーなどを飲みながら雑談ができる、医者のダッグアウトのようなところである。そこで、その同僚と話しているうちに、たまたま徹也の話題になった。

「先週入院してきた患者(徹也)のことなんですが、ちょっと困っているんですよ」

如才ない遠藤は、雑談交じりに先輩の意見を聞くのがいつも上手である。今回も、軽く困った表情を浮かべながら、医歴では3、4年の先輩でしかないわたしの意見を求めてきた。

「かなり要求水準が高いんですよ。多少はいいときもあるんですが、『こんなのじゃ、会社についていけない』『もっと頭の回転が速かったときがあった』っていう具合で」

「ついていけないって、彼はどんな仕事をしているんだ?」

「損害保険会社のようです。事故の処理などキツい仕事も多いようですが、何より顧客確保で突き上げられるとこぼしていました」

徹也の会社は、外資系では名前をよく耳にする損害保険会社である。おそらくは、有能な人材間での競合が激しいのだろう。

「仕事がタフなのは事実なんだろう?」

「だと思いますよ。彼も前のコンサルタント会社を引き抜かれての、途中入社なんですよ。それで、結果を求められるんでしょうね」

「でも、薬は効かないのか?」

薬物治療のことを訊かれると、それまでのいつもの飄々《ひょうひょう》とした表情が曇りがちになった。

「あれこれ試したんですが、効かないんですよ。頭が重くなるからと嫌がったりもありますが、僕から見ても効果はなかったですね。本人もなかなか効果がなくて不安になったのも、入院のきっかけなんです」

ちょうどそのとき、わたしのPHSが鳴り、遠藤との会話はいったん中断となった。徹也についての治療上の問題は、症例検討会の前に簡単ながら知ることができた。

不機嫌な病棟生活

PHSは、精神科病棟の看護師からであった。用件は、足りなくなった常備の不眠時薬を処方してほしいという、他愛のないものであった。ナースステーションからは、ガラス越しに病棟のデイルームを見ることができる。南に面した明るく広めの部屋であり、ここで入院患者は、食事をとったり、テレビを見たりして、憩うことができる。

電子カルテで処方を打ち込みながらデイルームに目をやると、ほかの患者との談笑に交わらず、隅のほうで厳しい表情で読書をしている30代後半らしき男性がいた。それが徹也であることはすぐにわかった。毎日病棟で仕事をしていれば、入院している患者の顔と名前が一致するのは、そう時間のかかることではない。

やや小柄ながらも彫りの深い顔つきであり、体格も適度に筋肉があり頑健そうである。顔色はアトピー性皮膚炎のせいかやや赤らんでいるが、表情は生気を欠いておらず、双眸《そうぼう》からは強い迫力、俗に言う「目力」を感じることができる。うつむいているため、何を読んでいるかまではうかがえないが、一見したところでは有能なビジネスパーソンという印象である。平日の日中からジャージを着ているという点を除いては。

「あの人、ちょっとピリピリしているんですよね」

ちょうど隣にいた大川看護師が話しかけてきた。若いながらも、患者に対する鋭い観察眼には、ベテラン医療者も瞠目《どうもく》するときがある。

「もともと仕事のデキる人だからじゃないの？」

思いついたことを言ってはみたが、受け持ち患者でもないので、当たり障りのない陳腐なコメントにならざるをえない。大川看護師はわたしのコメントには触れずに、こう続けた。

「準夜勤のときに、（徹也から）隣の北沢さんのボヤキや咳払いがうるさいから、なんとかしてくれって言われたんですよ。大部屋なのでよくあることなんですが、あとで見回ったら（徹也が）わざとらしい咳払いをやっているんですよ、まるで当てつけみたいに」

病棟の大部屋では、同室患者同士のトラブルは珍しいことではない。いびきのトラブルはしょっちゅうだが、細々とした生活習慣や考え方の違いといった、近所同士のケンカに近いこともたまには起こる。

「北沢さんと別の部屋にしたほうがいいのかな。また部屋のやりくりが大変だ」

「そうですね」

当事者の担当医でもないわたしの他人事めいた言い方のせいか、業務が押していたのかわからないが、大川看護師は気のない同意だけ示して、記録作業に戻ってしまった。

たしかに、徹也と面と向かって話をしたならば、こちらも相当の緊張を要するであろう雰囲気が伝わってくる。徹也の表情は不機嫌で沈みがちであり、夜の睡眠も良くないようである。デイルームで本を読むのが精一杯の知的作業なのかもしれない。しかし、徹也の表情からは、不調の自分に満足できない、殺気じみたもどかしさが伝わってくる。この焦り、不機嫌の理由については、おそらく症例検討会で明らかになるであろうし、はっきりさせなければば徹也の回復は見込めないだろう。

波瀾万丈の人生

症例検討会は、病棟内のカンファレンスルームで行われる。南向きの病棟は光も十分に入り、病室の窓からは雪をいただくはるかな山並みが一望できる。しかし職員用のこの部屋は病院のビルに遮られて日差しが差し込むことはなく、いつ訪れても薄暗く陰鬱としている。

毎週火曜日の午後から行われる検討会には、午前中の外来業務が昼にまでずれこむことの多いわたしは、30分ばかり遅れて参加するのが常だった。しかしその日は珍しく昼前に外来診察が終わり、開始時間通りにカンファレンスルームに入ることができた。

この大学の精神医学教室を主宰する山口教授は、還暦近いベテラン臨床家である。アカデミックな研究業績よりも、診療や教育、経営面での実績が首脳陣に買われて、教授職に就いた人物だ。政治的な立ち回りも上手なだけに一癖あるのだが、診断と治療については腕のいい医者であることは間違いない。権力が低下したと言われる昨今の医学部教授にしては、珍しく医局員の人心を掌握している。

わたしが定刻通り入ってきたときには、山口教授はすでに部屋前方の机に向かい座り、医局員の入室を待っているところだった。

「今日は集まりが悪いな。遅刻は学生でもまずいのにな」

などと、医学生や研修医に軽口を言うその態度も、臨床家としての老獪《ろうかい》な自信と余裕に満ちている。

議論好きな教授のせいで長引きがちな検討会の進行を司会するのは、わたしの2年先輩であり病棟管理をしている奈良講師の役目だ。

「時間ですので、1人目から始めましょう」

奈良講師の司会で、検討会が始まった。徹也の主治医である遠藤医師と、遠藤医師のもとで徹也の診療にあたっている研修医の田村医師が、山口教授の前に座りプレゼンテーションを開始した。

すでに、徹也の症状や生活史、病歴をまとめたレジュメが、検討会参加者に配られている。緊張した田村医師の吃音《きつおん》気味のプレゼンテーションを聞くよりは、レジュメに目を通したほうが理解が早い。

気分が沈む、興味関心が湧いてこず、やる気が出ない。食欲も睡眠も満足できる状態ではなく、上司から叱責されるくらいに仕事のパフォーマンスも落ちているのが、徹也の現在の症状だという。この数年でも治療効果は上がっていないようなので、入院となったのも仕方がなさそうだ。

それより目を惹いたのは、徹也の学生時代以来の華々しい生活ぶりである。都内の有名私立大学の卒業だが、在学中にインターネット関連の事業を起こし、2年で大企業に売却してそこそこの利益を上げたという。

卒業後は大手通信メーカーに入社しているが、3年でやめている。それ以降、レジュメには3回の転職歴が記載してある。2社については、外資系の名の知れたコンサルタント会社であることはわかる。徹也が有能であると同時に、転職を繰り返しステップアップしていく、アメリカ型の人生を歩んできたことがうかがえる。ただ最後に勤めたコンサルタント会社は1年足らずで退職し、現在の損害保険会社に移っている。しかも転職してからまもなく本社から地方勤務——実際は左遷なのだろう——となっており、年をとるにつれて現実適応は悪くなってきているようだ。

仕事の情報に引き換え、私生活の情報は記載が乏しい。「母親はすでに死去」「離婚歴あり」の1行だけ、素っ気なく書かれている。おそらく、気の弱い田村医師が、徹也に遠慮して訊きそびれたのだろう。そのあたりは、指導医であり外来で徹也を長い間診ていた遠藤医師がカバーしてくれるはずだ。

田村医師によるプレゼンテーションが終わった。プレゼンテーションといっても、レジュメをそのまま読み上げただけである。担当する研修医のプレゼンテーションのあとは、教授の手厳しい質問が待っている。

「病棟では、どう過ごしているんだ？　自分で買い物ぐらいは行けるのか？」

「それくらいは、できています。病棟で過ごす分には、日常生活は問題ないと思います」

「本ぐらいは読めているのかな。（レジュメを）読むと、知的にはずいぶん高い人のようだが」

「経済やビジネス系の本は読んでいるようですが」

「頭に入っているかどうかは、本人に訊いてみないとわからないな。夜は眠れているのか？」

「薬は調整しているんですが、夜は何度か目が覚めて、日中は眠くなることが多いと言っています」

患者の現在の状態を確認していくことは基本だが、症状チェックだけでは病態に深く踏み込めないのはもちろんである。これまでの患者の人生、いわゆる生活史についての情報と解釈が、特に治療に難渋している患者については絶対に必要である。

「母親は若くして亡くなったようだな」

「患者が中学生のときだったので、40代後半だと思います」

「死因は訊いてみたか？」

「いえ……まだです」

「あまり本人は触れたがらないのですが、交通事故死だったようです。ただ、事故については不自然な点もかなりあったようです」

と、遠藤医師がすかさずフォローを入れた。

「無謀な運転による自殺の可能性もありうる、ということか」

独白のようにつぶやいたあと、山口教授は次の質問に移った。

「ずいぶん職を替えているね。まあ、有能な人で外資系に勤める人はこういうキャリアもあるだろうが、転職の理由については訊いてみた？」

このテーマについては、田村医師は患者と時間をとって話し合ったようで、自信を取り戻したような表情で喋り始めた。

「転職先では、朝から晩まで、しかも休みの日まで仕事漬けだったと言っていました。しかもイヤイヤではなく、外資系は成果が重視されるので、すごい集中力で頑張れたそうです。評価ももちろん高く、特別ボーナスで高級外車を買ったこともあると言っていました」

「過重労働や睡眠不足で、疲労困憊していたわけではないんだな」

「このときは、頭もキレキレで、どんなハードな仕事でも疲れを知らなかった、なんて言っていました。そういえば、この時期に結婚しています」

「離婚歴ありと書いてあるが、結婚生活は何年くらいなんだ」

「……」

「2年くらいでしたかね。詳しい理由までは、わたしも把握していません」

遠藤医師も、離婚の理由を問うまでには、徹也との距離感を狭めることはできていなかった。

「状態の変化はどうなんだ。ずっとうつ状態なのか、波がありそうなのか」

「何でも転職してしばらく経つと、まわりの同僚とうまくいかなくなることが多かったそうです。会社ならではの文化やしきたりになじめなかったり、斬新な改革案を言ってはみたが、それで周囲から浮いてしまったり。そういった浮き沈みは、大きかったようです」

「状況反応性ということかな」

山口教授は、「まだまだ見立てが甘いな」といわんばかりの苦笑を一瞬浮かべたが、すぐに平素の厳しめの表情に戻した。

「時間もあまりない。薬物療法はどうだったんだ。これを読むと、抗うつ薬はあまり効いてはいないようだが」

「そうなんです。ちょっと効いたかな、元気になったかなというときもあったんですが、(薬の効果は)長続きしないんですね。ちょっと落ちてきたところで転職して、ちょっと持ち上がるものですから、判断が難しくて」

「はっきりした薬効は、確認できないわけだな?」

山口教授は、やや大きく目を見開いて遠藤医師を見つめて、念を押した。抗うつ薬が簡単に効いていれば、徹也は入院することもなかっただろう。何かが、徹也の回復を妨げている。

「わかった。では、患者さんに入ってもらおうか」

居眠りしそうな奈良医師の司会を待たずに、山口教授は自ら患者の入室を担当医に指示した。

突然の自死表明

徹也の入室を待つ間は、特に議論もなく沈黙が続いた。田村医師に付き添われ徹也が入ってきたときには、沈黙から解放された解放感が場に漂ったように見えた。

しかし、その解放感も束の間のことだった。徹也の表情は明らかに緊張した面持ちであったが、萎縮している様子ではなかった。徹夜の双眸は、今風の言葉で言えば「目力」を持っている。警戒するような視線で医療者を見回していたのは、このような〝興行的〟な催しに対する反発もあったのかもしれない。

「教授の山口と言います。入院していただいた患者さんには、治療方針を検討するために全員にこのような場に来てもらっています。差し障りのない範囲で、お答えください」

面接前に山口教授が必ず口にする、いつもの儀礼的な挨拶から始まった。「よろしくお願いします」と、徹也は仏頂面ながらも律儀に挨拶を返した。

ともすれば若い医師による面接は情報収集を重んじるあまり、警察の事情聴取のようになってしまいがちだが、山口教授の面接は、治療的な配慮が随所になされている。あくまで患者の苦しい現状に共感し、なるべく患者の語りを引き出そうとする。

「それでは仕事どころではないでしょう。今のご自分の状態には、全然満足されていないんですね」

「もちろんです。昔の自分に比べれば、頭の回転はピタッと止まっているようなものです」

「遠藤や田村から聞きましたが、外資系の企業は成果主義で大変なようですね。でも、あなたはいくつかの会社を乗り切ってきた。ずいぶん有能な人なんでしょうね」

「そうでもありません。わたしよりできる人間もいました。ただ、『どうしてこんな無能な連中もいるんだろう』というような人間もかなりいましたね。なんだかんだ、コネ入社もいるんですよ」

「辛抱することも多かったんですか？」

「我慢していましたが、かなり激しい口論になったこともときどきあります」

徹也の言うことをけっして否定せず、真空に塵が吸い込まれるかのように徹也の発言を受容していく教授の面接は、やはり熟練している。

「転職の原因は、そういった軋轢も一因だったんでしょうか」

「そうだと思います」

徹也は、一回りも二回りも年齢が上の権威ある教授に対して、普段よりも心を開いているのは間違いない。遠藤医師や田村医師の表情に軽い驚きも見られるあたりは、彼らには言っていないことも少しずつ口にしているようだ。

「こんなことを訊いていいのかと思いますが、奥さんとは別れられていますね」

「わたしのほうが悪いんです」

「それはまたなぜ？」

「実は、会社の同僚と不倫関係にあったんです。妻との間は特にトラブルがあったわけではないのですが、自分自身の欲望、っていうんでしょうか、それが抑えられなくなってしまって」

徹也の顔色は、明らかに紅潮してきている。症例検討会のような第三者が大勢いる前で、自分の不倫関係を告白するというのは、滅多にあることではない。やや早口で、質問に対する答え以外の発言が多くなってきた違和感は、わたしだけのものではない。

「この場では、そこまで深く探るのは控え……」

と、患者を不用意に刺激する話題を避けようとする教授を遮って、徹也はさらにこう続けた。徹也のかっと見開いた両眼は明らかに赤みを帯びており、少しばかり潤んでいるように見えた。

「けっして許されないことだとは、自分でもよくわかっていました。ただどういうわけか、自分で自分が抑えられなくなったんです。先生、実はわたしの母は、自殺みたいなものなんです。噂なので本当とは信じたくありませんが、母は父の浮気を気に病んで、精神科に通っていたようです。自暴自棄になって車で崖に突っ込んだのか、薬が効きすぎてボーッとしていたのか、親戚の叔父さんがポロッと僕に喋ったことがあります。それは絶対に忘れられません」

さらに徹也は、間髪入れずに話し続けた。

「父と同じようなことをやってしまった自分が、許せないんです。この前なんか車を運転していて、前の車がトロトロ遅くてイライラしてきて、『追い越しに失敗して死んでもいい』『浮気の清算には死ぬしかない』と、ヤケになって追い越そうとして、あやうく対向車と激突寸前になったこともあるんです。自分がもうおかしくなって、眠れなくなってしまい、どうしようもなく、睡眠薬をもらいに精神科に行きました」

「そのときから、薬を飲んでいるんですか」

「ずっとではありませんが、使う時期が増えたのは間違いないですね」

「ここしばらくは抗うつ薬を飲んでいるようですが、効果はあまりないと聞いています」

「遠藤先生にも言いましたが、薬が効かないのか、わたしの人生が狂っているのか、もうわかりませんよ」

徹也が入ってきて、15分は経っていよう。こういった場でのあまりに長すぎる面接は、かえって患者にとって負担であり侵襲的（精神や体を害する）である。

「最後に一点だけ。死にたい気持ちになったことは、過去にも何回かはあるんじゃないでしょうか。今はいかがですか」

抑うつ状態の患者に、自殺の意志があるかどうかを評価するのも重要である。しかし、実際の患者にどのように言葉を選んで自殺の意志を確認するかは、永遠の難問である。

たいていはこの質問をすると、「人間ですから、死にたいと思ったことがないとは言えない……」など、肯定はしても一般論的なことをボソボソと言う人が多いものである。

ところが、徹也は一般論は持ち出さず、あくまで自分を主語にして、淀みない口調で言い放った。

「もう、死のうと思っています。先生方には申し訳ないですが」

自殺は理性的な判断か？

重苦しい空気がカンファレンスルームを包み込んだ。大胆な意志表明とは対照的に、入室当初より徹也の表情は落ち着いており、薄笑いしているようにも見える。この落ち着きぶりが、いっそう不気味さを強調している。

山口教授は、表情をまったく変えない。ただひと言、

「自殺したいという気持ちが、今もあるんですね」

と、徹也の発言をそのまま確認する対応をしただけである。徹也はそれでも満足そうな表情で、「そうです」と答えて、「もう、よろしいでしょうか」と、退室の許可を求めてきた。

「これから、あなたの治療について十分に検討します」と、彼にしてははっきりしない口調で、山口教授が徹也の面接にいったんは区切りをつけた。田村医師に再び付き添われ、徹也は退室し自室に戻った。

徹也が退室したあと、カンファレンス参加者の視線は、山口教授に集中した。彼が、どういう判断を示すのか。自殺をはっきり表明した患者を、どのように処遇するのか。自殺の意志は、病気による一時的に誤った判断なのか、正常な理性による合理的な判断なのか。

「ずいぶん思い切ったことを言っていったね」

と、重くなった場を和らげるべく率直な感想を述べたあとで、やや姿勢を正して、山口教授は、自分自身の見立ての説明に入った。

「わたしは、彼は軽躁状態、正確に言えば混合状態だと思う。過去のエピソードを見ても、躁うつの気分の変動があるのは間違いない。仕事や私生活でも安定していることはほとんどなく、大きなトラブルを起こしている。

過去の『自分を抑えられない』『まわりがバカに見える』というのは、躁状態の特徴である万能感、衝動性の亢進《こうしん》だ。仕事人間のときに、睡眠欲求が減少していたのも、有力な証拠だ。遠藤君、気分安定薬は使わなかったのか？」

突然発言を求められた遠藤医師は、やや狼狽して弁解を始めた。

「わたしも考えたのですが、本人が『自分は躁うつ病ではない』と言い張って、拒否したんです。むしろ、やる気の上がる薬を強く求めてきたので、抗うつ薬を処方せざるをえなくて……」


山口教授は弁解を最後まで聞かずに、結論を急いだ。

「抗うつ薬はすべて切ろう、すぐにだ」

「ただ、入院形態はどうしましょうか。退院すると言い出しそうですが……」

寝ているかのように黙りこくっていた司会の奈良講師が、初めて口を開いた。たしかに、徹也は退院を宣言しそうな勢いである。

「医療保護入院に変更だ。このままでは、本当に自殺する」

臨床経験の豊富な山口教授が、「かもしれない」という推量ではなく、断定したことで、不安げな表情をしていた遠藤医師はじめスタッフの表情に、方針が定まった安堵感が現れた。

徹也の入院形態は任意入院から医療保護入院に変更され、処方されていた抗うつ薬はただちに中止された。

薬剤を思い切って切る

事実上の強制入院である医療保護入院に、徹也は激しく抵抗するかと思われたが、不服そうな表情を浮かべて「あなたたちに治せるんですかね」と、毒を吐いた程度であった。

診断の見直しについて説明し、抗うつ薬をいったんすべて中止することを伝えた。薬剤の変更については、眠れなくなることに対する恐怖感からか、寝る前の薬についてはしつこくいろいろと尋ねてきたが、代替の薬でしばらくしのぐという説明で、拒絶の矛《ほこ》を収めてくれた。

それから10日ほど経過して、徹也が退院することになったという話を、遠藤医師から聞いた。

「抗うつ薬を切っただけで、かなり落ち着いたんです。本人も、感情が高ぶっていて、本来の自分ではなかったと言っています」

「また素直に言うことを聞いてくれたもんだな。でも、本当に大丈夫なのか」

「田村君が、躁うつ病の説明をあれからしっかりとやってくれました。エビデンスで説明すれば、あのような頭のいい人は認めざるをえないですからね」

「でも、気分安定薬が今後は必要なんじゃないか」

「面白いことに、本人がそう言うようになりましたよ」

「でも今は、本物の薬よりも人的サポートが大切かもしれないな」

迷走していた徹也の治療に、ようやく方向性が見出せたようだ。とはいえ、まだ油断はできない。まだ若いとはいえ、頻回の転職や離婚によって失ったものは、けっして小さくない。徹也の回復は、やっとスタートラインに立ったようなものかもしれない。

見過ごされがちな双極性障害

気分が沈み込む、やる気が出ない「抑うつ状態」。仕事ができない、食欲や睡眠の問題が生じるなど、社会生活に大きな支障が生じる抑うつ状態は、「うつ病」ととらえられがちである。しかし、実際にはそう単純ではない。

「躁うつ病」という名前のほうが聞き覚えがあるかもしれないが、現代の精神医学では「双極性障害」と呼ぶのが正式である。躁とうつの双方に気分の極があるということで、わかりにくい診断名ではないだろう。

双極性障害は躁状態・抑うつ状態の二つの相反する状態を繰り返す病気である。まず断っておきたいのは、うつ病と双極性障害とは、異なる病気だということである。もう一つ、双極性障害においてはは躁とうつは50：50の比率で現れるわけではない。うつのほうが圧倒的に多く、双極性障害の人は、7割前後の期間を抑うつ状態で過ごしていると言われている。見かけはうつ病と似ており、人生のほとんどの期間を、抑うつ状態で過ごすのである。

考えてみれば、躁状態、いわゆるハイテンションがほとんどの人生は、成り立たないようにできている。典型的な躁状態は、わたしたちが飲み会でテンションを上げている比ではない。躁状態を代表する古典的な行動である、いわゆる浪費が、数日で数十万から数百万、なかには高級外車や不動産であっというまに数千万円規模の浪費をする人もいる。

また生命エネルギーが、異常に高まる。性欲を例にとれば、躁状態で常軌を逸脱した行動をとり、家族関係に深い傷を残すこともある。食欲も高まるが、動きが激しく消費エネルギーが増えるので、むしろ体は痩せてくる場合が多い。睡眠の必要性がなくなり、「寝なくても平気」という、睡眠欲求の減少傾向が顕著になる。

典型的な双極性障害は、「双極Ⅰ型障害」と分類される。このような派手な躁状態は、人生に大きな傷跡を残す。自己破産、離婚など、トラブルは深刻である。短い躁状態を終えたあとの抑うつ状態で、患者は自らの異常性を痛感することになる。

双極性障害には、このような明らかな「躁状態」ではなく、それよりも程度の軽い「軽躁状態」を繰り返すパターンがある。こちらのほうが、周囲も自分も異常性に気づくことが難しく、対処が後手に回ってしまうことがある。Ⅰ型と区別して、「双極Ⅱ型障害」と分類される。

軽い躁とは、具体的にはどのような行動をいうのだろうか。たとえばわたしの知っている大学教授は、軽躁状態のときには毎朝6時からの会議を部下に要求した。さらに普段通りの仕事でも、「チンタラやってるな」と、部下を罵倒し続けたという。現代の臨床精神医学の若き知性として、本国だけでなく日本など世界の精神科医からも注目されているアメリカ、タフツ大学医療センター精神科教授のナシア・ガミーは、躁状態と軽躁状態の見極めについて、

・いかなる種類の問題でも、躁症状によりかなりの支障が生じていれば（軽躁病）ではなく、躁病の診断が可能である。
・職場の同僚や上司との激しい衝突、配偶者や他の家族との大げんかがあれば、それで十分である。

と、著書『気分障害ハンドブック』の中で述べている。浪費や逸脱行動に限らず、躁状態を広くとらえる立場である。

徹也が、「まわりがバカに見えた」「自分の頭の回転が速くなっている」という、高揚した万能感を感じていた時期もあったようだが、この時期に周囲とトラブルを起こしている可能性は非常に高い。

双極性障害の人が自分の異常性に気づかない、あるいは目をそらすのは、自分が絶好調である、まさにこの時期である。何より患者自身は、まったく困っていないどころか、疲れも知らず頭脳も身体もキレキレなのである。この好調さが頭に刷り込まれていて、「あれが自分の普通の状態」と思い込んでしまう。抑うつ状態のときも、「好調のときとはほど遠い」と、比較する物差しを自分の（軽）躁状態のときに合わせてしまう。自分の変調に気がつかないまま、時が流れてしまう。双極性障害の診断が下されるまでに、約8年かかっているというデータもある。

また、山口教授は「混合状態」という言葉を使っている。きれいな躁状態、抑うつ状態ではなく、躁とうつの症状がモザイク状に混ざっている状態を言う。えてして不機嫌でイライラしており、ささいなことで怒り出すなど不安定である。典型的な抑うつ状態では、イライラするエネルギーも失われている。典型的な躁状態は、いつもニコニコ爽快であり気前がいい。混合状態は、典型的なうつにも躁にもあてはまらない、まさに混沌とした状態である。何をしでかすかわからないため、自殺の危険性も非常に高い。症例検討会での徹也の状態は、まさに混合状態そのものである。

双極性障害の抑うつ状態には、抗うつ薬は効かないどころか悪さをしていることが多い。抗うつ薬が躁状態を引き起こす危険性も高いが、何より不機嫌や怒りっぽさ、イライラや攻撃性の増強といった症状を、引き起こしている場合が少なくない。抗うつ薬による状態の悪化を「賦《ふ》活《かつ》症候群（activation syndrome）」と呼ぶが、この賦活症候群を示す抑うつ状態の患者は、双極性障害の疑いが強い。

熟練した精神科医でも、うつ病と双極性障害を見分けるのは簡単ではない。前述のガミーは、この二つの病気を見分けるヒントとして、家族歴のチェックを挙げている。第一度近親者（両親、子ども、兄弟姉妹）に双極性障害が存在すれば、双極性障害である疑いが強まる。これは、遺伝学から実証されたエビデンスでもある。徹也の母親についての情報は不十分なものだったが、双極性障害だった可能性は大いにありうる。少なくとも不審な事故死からは、想像を巡らせる必要はあったのかもしれない。

ここまでは、現代文明の利器である「薬剤」が、治療ひいては自分の異常性への気づきに、良くも悪くも大きな役割を果たしてきた例を紹介した。しかし、残念ながら薬剤が無力な例も存在する。これから紹介する雅俊のエピソードは、わたし自身が不快感のあまり、いつ思い出しても胸が重くなる。治療も失敗に終わり、二度と担当したくない範疇の患者であることは、批判もあるだろうが隠さずに打ち明けておこう。

第5章

なぜ人を傷つけても心の痛みが一切ないのか

入院依頼

梅雨に入り、湿気のあまり気持ちにまで黴《かび》が生えるような日々が続いていた。これからの時期は、患者には寒いくらいエアコンが効いている大学病院の涼しさが、医療者にとってはありがたい季節である。

「ああ先生、ちょうどよかった」

医局と病棟とを結ぶ古びた渡り廊下の途中で、病棟管理者である奈良講師に鉢合わせした。いつもよりも愛想よく話しかけてくるときは、たいていは患者の依頼があるときである。

「実は来週、1人患者を受け持ってほしいんだ」

予想通りだったので、驚くことはない。受け持ち患者を各医師に割り振る病棟責任者も、ストレスの強い仕事だ。

「どんな患者なんだ」

「小川准教授の患者なんだ」

ポーカーフェイスを装おうとしたが、わたしは自分の表情が歪んでくるのを隠し切ることができなかった。奈良講師は、わたしの表情を察してか、「いろいろあって、ほかならぬ先生に頼みたいんだ」と、申し訳なさそうに付け加えた。

小川准教授は、この大学を卒業して25年近く大学病院に勤めているベテランだ。ただ、医局員の評判はすこぶる良くない。治療に困った患者は、すぐにほかの医師に押しつけてしまう。初診患者でかなり手のかかりそうな患者は、初期評価もロクに行わず入院させ、退院後の外来を入院担当医にそのまま受け持たせることが多い。

外来患者も、20年近く同じ病院で続けているわりには、むしろ中堅医師より少ない。厄介な患者はほかの医師に押しつけて余裕を作り出し、研究業績を上げようという意図が露骨である。しかし、ある意味でそういう無慈悲な人間でなければ、業績が最重視される大学病院では出世できないのかもしれない。

「仕方がないな」

調整役として苦労している奈良講師の立場を考えれば、「いろいろあって」の「いろいろ」を不満げに詮索や詰問することはできない。

「それで、どういう状態なんだ」

「50代の男性で、軽いうつ状態のようだ。メンタルクリニックでもなかなかよくならず、紹介されたらしい」

「うちの外来には、いつから通っているんだ」

「先週初診したばかりだよ。初診、即入院」

奈良講師も、小川准教授には何度も煮え湯を飲まされている。彼を蔑《さげす》むような笑いを一瞬浮かべたが、自分も困っていることをわたしに示したかったのだろう。

クリニックでの治療成果が思わしくなく、高次機能病院に紹介される例は、枚挙に暇《いとま》がない。スタッフが充実している大病院で、十分に時間と手間をかけて評価して適切な治療を行うのは、合理的であることに間違いない。しかし、初診即入院は、自殺が切迫しているなど危機的でなければ、丸投げの印象は否めない。

「しようがないな。じゃあ、来週の火曜日の午前中でどうだ」

「ありがたい。研修医は、竹下君をつけるから」

この時点では、一筋縄ではいかない予感はあったものの、なんとか乗り切れるのではないかと楽観的な思いがあった。

しかし、医者と患者が紡ぎ出すこれからの物語は、誰にも展開を予想することはできなかった。

突然の入院延期

雅俊の入院予定の日も、一日中続きそうな雨脚の強い天気だった。予定では、雅俊は午前10時頃に病棟受付に現れることになっている。

「カルテを見てみましたが、あまり情報がないですね。検査もほとんどしていないですし……」

竹下研修医がぼやくのも無理はない。彼は卒業後2年目の初期研修医であり、精神科の専属ではない。大学病院の内科や外科などすべての科をローテートし、3年目で専門科を決める。精神科には2ヶ月の期間でローテートしてきたが、検査データなど客観的データが中心の他科に比べて、「険しい表情」「整容は整っており」など、三文小説のような描写的記述が目立つ精神科のカルテ記載には、まだ戸惑っているようだった。

「ここに来る前のクリニックの情報も必要だな」

と、患者を待つ間のとりとめもない会話が続くが、情報がない以上話が発展するわけがない。雑談のネタも尽きたところで、時計を見るとすでに10時半を過ぎていた。

「ちょっと遅すぎるな」

外来では患者を1時間以上平気で待たせるくせに、待たされるのに耐えられないというせっかちな医者は、かなりいる。わたしも、悠長に待つのが苦手な性分だ。

「竹下君、クラークの武藤さんに訊いてこようか、患者から連絡がないか」

「わかりました」

病棟の入口にある受付には、医療クラークの武藤さんが座っている。若いながらも、いかにも困った表情を浮かべながら患者や家族の対応をするなど、社会人経験に乏しい頭脳ばかりの医者よりもはるかにうまい。

「それが……」

患者に接するのと少し違った強ばった顔つきは、武藤さんにしては珍しい。

「今日は入院できないから、延期してほしいって言うんです」

「なんだって?」

大学病院は、すぐに入院できるわけでもなく、順番待ちの待機期間がある。混んでいるときなどには3ヶ月以上も待たされ、耐えかねてほかの病院に移ってしまう、あるいは待機期間短縮のクレームを執拗に言い続けるなど、何かとトラブルが多い。しかし、入院を患者の要求で勝手に延期するというのは、聞いたことがない。こちらも理解できる、やむをえない延期の理由もなく、一方的な印象は拭えない。

「奈良先生に連絡しないといけないな」

「わかりました」

当惑している武藤さんに簡単な指示を出したあとは、ノルマが一つなくなった解放感が湧いてきた。今頃奈良医師は、小川准教授と頭が痛くなるやりとりを続けているのだろう。

「本当に入院してくるんですかね」

「どうだろうな」

入院してこないことを望む気持ちが、なかったわけでない。そしてこういう治療に対する腰が引けた後ろ向きの気持ちは、治療にはたいてい裏目に出る。

初対面

「先生、よろしくお願いします」

再調整の上で、次の週に入院してきた雅俊は、礼儀正しいながらも、先週のキャンセルを気に留めているような素振りをまったく見せずに、わたしに初対面の挨拶をした。

「こちらこそ、よろしくお願いします」

髪はほとんど白髪であるが、ジャケットをきちんとまとった痩身からは、礼節の保たれた紳士という印象である。しかし表情はけっして柔和ではなく、眉間の小じわが軽くピクピクと動いている。顔をやや傾けて話す癖からも、緊張が強く神経質な中年というのが第一印象だ。


「入院を控えて、さぞ緊張されたのではないでしょうか」

精神科に限らず、初めての場所に入院する患者の緊張は、健康な人間では想像もつかない。特に外来と入院での担当医が異なる場合は、お互いに初対面からの関係になる。不安と警戒感を持ちながら、互いの腹を探り合うのも仕方がない。


「先週は申し訳ありませんでした。別の外せない用事があったもので。すっかり忘れていて、電話も思いつきませんでした」

「お仕事の関係でしょうか」

「えっ、小川先生からお聞きではないんですか？　わたし、毎朝新聞に勤めているんですよ。ようやく病気休職できるかなと思ったところで、ちょっとビッグニュースが飛び込んできて、いや、ここではまだ言えませんが」

職業ぐらい小川准教授から聞いていないのか、そうなじっているような言いぶりである。

自分勝手なキャンセルについては、口先の謝罪だけで、反省の念は伝わってこない。

　その後、同席していた竹下研修医とともに、雅俊の病状とこれまでの経過を訊いていくことにした。

　表情は冴えないながらも、雅俊は入院に至るまでを語り始めた。静かな口調だが、言い回しはまわりくどく、一つのことを言うのに十かかるのが雅俊の特徴だと気づくのに、そう時間はかからなかった。

「新聞がどんどん販売数を減らしているのは、もうおわかりですよね。ネットの普及のせいなんだろうけど、いい加減な記事ばかりで、目を覆いたくなりますよ。わたしは、医療関係の記事にも携わっていたことがありますからね。それはともかく、このままでは、わたしも冗談じゃなくリストラになってしまう。それで、2年ほど前に仲間と出版社を立ち上げようと考えたんですよ、ネット媒体もからめてね」

　新聞社が低落傾向にあることは、新聞をとっていない竹下研修医でも知っている。自分の勤める業界だけに自分の主張を力説したい気持ちはわかるが、長すぎる。

　雅俊の冗長な話を要約すると、新聞社の行く末に見切りをつけて新規事業を立ち上げようとしたが、そこは大手新聞社勤めの親方日の丸気質が災いして、ネット関連の若手が自分たちの言うことを聞かない。金銭的なトラブルだけでなく、腰椎椎間板《ようついついかんばん》ヘルニアになってしまい、しばらく歩くのにも難渋する状態が続いた。そのうちに事業の話が会社の上層部の耳に入り、雅俊は本格的に早期退職勧奨の対象となってしまった。妻と娘も言うことを聞かない父親に愛想を尽かして、妻の実家のある大阪に帰ってしまっているという。

通常の患者ならばとうに終わっているはずの入院時の説明や病歴聴取が、昼過ぎになってもまだ終わらない。午後からの医学部の講義に間に合わせるためにも、そろそろ切り上げる必要がある。

「まずは、今の状態を把握しながら、血液検査や脳の検査を進めます。今の薬は、入院してすぐは替えないでおきましょう。入院期間は大体1ヶ月ぐらいだと思ってください」

講義に間に合わせるために、やや一方的な言い方でわたしは席を離れることを告げた。特に雅俊の表情は変わらなかった。今後の方針は、講義を終えたあとに竹下研修医と検討することになる。

医者への説教

「先生、あの患者さん、かなり厄介ですよ」

竹下研修医が泣きそうな表情でわたしに相談してきたのは、雅俊が入院して1週間目のことだった。

典型的なうつ病とは異なる印象を持ったわたしは、諸検査の結果を待ちながら、雅俊の病棟内での言動を観察することにした。竹下研修医には、毎朝ベッドサイドを訪れて、短い時間でいいので患者の状態をチェックするように指示を出した。

「どういうところがだ。まあマスコミや政治家、あと医者は、大変な患者が多いものだよ」

おそらくは気難しい雅俊と毎日接触して、気が滅入ってきたのだろう、わたしはそのように軽く考えていた。

「先生の前では丁寧なんでしょうが、わたしの前では、タメ口で説教するんですよ。『白衣は毎週ちゃんと洗わないとダメだろ』『君もいい学校を卒業したんだろ、でも礼儀や人との話し方がなっていないな』とか……」

口やかましい中高年は、どこにでもいる。たしかに、竹下研修医も学生気分が抜けず、敬語の使い方や服装については、脇の甘いところがある。

「自慢話や苦情が、延々と続くんですよ。なかなか話が切れないんです。しかも、隣の患者さんにわざと聞こえるように、ですよ」

竹下研修医がうんざりするのは、もっともなことである。

「今日はわたしが話してみるよ。入院生活が退屈なのかもしれない」

午前中時間のとれたわたしは、雅俊のベッドサイドを訪れた。

雅俊はベッドに寝そべり、老眼鏡を鼻先にかけて、厚めの本を読んでいるところだった。

「ああ先生、ちょうど言いたいことがあったんですよ」

眉間の小じわは相変わらずである。わたしは患者と目を合わせるためにしゃがんだが、雅俊は顎をやや上げて、目を細めてわたしを見下すような格好で、医療者に対する不満を言い始めた。

「わたしは、この病院がすばらしいと思ったから入院してきたんです。小川先生は、うつ病ではかなりの権威であることは、うかがっていました。しかし、研修医の身なりや振る舞いには、がっかりさせられますね。わたしが医療問題でほうぼうの病院に取材をしていた頃は、もっとちゃんとしていましたけどね」

あくまで穏やかな口調で、目に見えるような激しい怒りはない。しかし、ネチネチと迂遠《うえん》な表現を使って、相手を攻撃してきているのは間違いない。

「先生たちの教育も、しっかりしてもらわないといけませんね。こうは言っても、わたしは今でもこの病院を信頼していますﾞ」

主治医であるわたしへの説教は、30分ほど続いただろうか。しゃがんでいた両足が、しびれを通り越して痛くなってきていた。その間わたしはほとんど喋ることができず、申し訳なさそうな表情で雅俊のご高説を聞くしかなかった。

毎朝の長い苦情と家庭崩壊

竹下研修医はおろか、わたしまでもが攻撃対象になったのに気がつかされたのは、さらにそのあとであった。

竹下研修医は、毎朝のベッドサイド訪問で、雅俊の苦情を30分ほど聞くのが日課になってしまった。毎日のようには診察できない上級医のわたしも、雅俊の「患者の話を毎日じっくり聞いてこそ、良き医者」という無謀な要求に対して、週3回の制限を設けることがやっとという状態であった。

この時点で、わたしは雅俊が典型的なうつ病ではないことを確信していた。かといって、徹也の示した躁状態のような、感情の高ぶりや変動はなく、「昔からこういう人だった」という印象を受ける。

しかしわたしと雅俊とのつきあいは、わずか2週間程度に過ぎない。そのような短い期間で、「昔からこういう人だった」という判断は下せない。やはり、家族からの情報がどうしても必要である。

社会や医療に不満の多い雅俊も、家族のことについては、多少は気に病んでいるようではあった。家族のことに話題を振ろうとすると、巧みに話題をそらしてしまう。直視したくないことでもあるのだろうか。

ある日の夜、わたしは大阪にいる雅俊の妻に電話をかけてみた。入院保証人は妻名義なので、入院した事実は、雅俊から伝わっているはずだ。

「ああ、先生なんですね」

雅俊の妻は、夕食の準備で忙しいとやや渋りながらも、やはり誰かに話したかったらしく、若い頃のエピソードをいろいろと話してくれた。新聞社の仕事が充実していた頃は、良き夫であり父親であったらしい。ただ、店員やタクシー運転手など、サービスを提供する側で自分より弱い立場の人間に対しては、横柄な口ぶりで端から見ても不快だったという。

家庭内での横暴ぶりも、妻のほうから話してくれた。

「本人が時代についていけなくなったところに、会社が右肩下がりになってきたので、あんなわがままな性格の人は厄介になってきたんでしょうね」

社会や会社を攻撃しているうちはまだしも、この数年は妻や娘も攻撃対象になっていたという。暴力はなかったようだが、何かと言えば「俺の稼ぎがあるから、お前たちは暮らしていられるんだ」と吐き捨てるなど、モラルハラスメント、いわゆる「モラハラ夫」の側面も見せていたらしい。

仕事や家庭で行き場を失っているというストレスはあるが、人格的な問題も抱えているらしいことが、徐々にわかってきた。このまま漫然と入院を続けることは、雅俊の治療にとっても好ましいことではない。

あくことなき他者批判

雅俊の入院期間は、6ヶ月にも及んだ。途中にもいろいろなトラブルがあったが、すべてを書き記すことは難しい。とある軽い抗うつ薬を処方したところ、翌日から「両手の指がすごくしびれるんです」と執拗に訴え続けたことがある。製薬会社に問い合わせても、論文を調べても、そのような副作用は例がない。しかし、雅俊は3ヶ月にわたって指のしびれを、毎朝の診察で忘れることなく言い続けた。「このまま症状が残れば、裁判になりますね。もっとも大学病院ですから、先生は直接被告になることはありませんよ」など、悪意に満ちた恫喝をしてくることもあった。

雅俊の受け持ちがよほど負担になったためか、竹下研修医が突然病棟に来なくなってしまった。たしかに、朝の申し送りやわたしとの会話のときにも、うつろな表情で反応が鈍くなってきていたのが、気にはなっていた。精神科の研修期間もあとわずかだったので、大学の研修センターが休職という予防措置をとったのだろう。したがって、雅俊の治療は、次の研修医が回ってくるまでは、わたし一人で行わなければならなくなった。

ある日、わたしは精神科病棟の谷川看護師長に話があると呼び出された。

「先生、あの患者（雅俊）を早く退院させてください」

「何かあったんでしょうか」

すでに看護師とのトラブルもいくつか耳にしていたので、看護師から突き上げられるわたしは、病棟でも針の筵《むしろ》に座らされるような日々が続いていた。自分も竹下研修医のように休んでしまえば、どんなに楽なことかと思えてくる。

「小林さんに、言い寄ってきているんですよ」

「言い寄っているって、どういうことですか？」

小林は、経験2年目の若手看護師である。白衣を着ている姿を見ても、美人の範疇に入るだろう。

「携帯番号やメールアドレスをしつこく聞いてくるんですよ。それで、きちんと断ったんです。わたしも中に入って」

いかにも熟練した看護師という風貌の谷川師長が入らなければ、埒があかないのははっきりしている。

「そうしたら、次の日からデイルームでほかの患者さんと、病棟の看護師批判を公然と始めたんです。中山さんは話を全然聞いてくれないからダメだとか、丸山さんは注射が下手だとか。ほかの患者さんに悪影響です」

医者の品評会は、すでに行っていることは聞いていた。わたしのことは、患者の心がわからない医師不適格者であり、小役人が向いているのでは、などと放言しているらしい。権威に弱いのか、さして診察もしてもらっていない小川准教授のことは、優秀な医者だと評価している。

部下を含めた看護スタッフの尊厳を傷つけられ、谷川師長の言い方も、怒りの気迫がこもっていた。

「早期退院を検討しますから」

その場しのぎの言葉であることはお互いにわかっていたが、こう返すしかなかった。

逸脱行動

雅俊から直接受けるだけでなく、看護師からの突き上げや研修医の離脱によって、気の小さいわたしは精神的に追い詰められてきていた。その証拠に、睡眠が悪化していた。真夜中の3時頃真っ暗な中、目が覚めてしまい、朝からのことが気になり目が冴えてしまう。眠らなければ明日がつらいと思うと、ますます気が滅入ってくる。不眠患者の苦痛は、やはり実際に経験してみなければわからない。

雅俊との別れは、ある日突然やってきた。谷川師長が目の色を変えて、わたしのところに近づいてきた。表情を確認しなくても、悪いニュースであることは間違いない。

「先生、いよいよやってくれましたよ」

「何か、あったんでしょうか」

「伊藤さん（雅俊の姓）、タバコを吸ったらしいんです」

病棟どころか病院の敷地内は、全面禁煙である。入院時のオリエンテーションで、院内禁煙は口頭だけでなく、文書でも患者に通知される。知らなかったでは済まされない。

「証拠は見つかったんですか？」

「夜勤だった小林さんが、伊藤さんがトイレで一服しているのを見つけたんです」

「鍵を閉めて個室内で吸っていたんですか？」

「煙らしいものが出ていたので、ノックをして確認したんです。そしたら、彼が出てきたんです」

「タバコの事実は本人に訊いたんですか？」

「確認したんですが、『吸ってない』って言い張るんです。夜中だったので詳しくは先生に朝報告して、先生の口からきちんと言っていただこうと思いまして」

面倒な役割は、どうしても医者に回ってくる。暗に、雅俊の強制退院を谷川師長が求めているのは明らかだ。

「しかし、ちゃんとした証拠がないと……」

「これを見てください」

谷川師長は、短くなった吸い殻をこれ見よがしに突きつけてきた。

「ほかの病棟でも、こういった患者さんはたくさんいます。きちんとした対応をとらないと、ほかの患者さんに悪い影響が出てしまうんです」

内科や外科でも師長経験のある谷川師長は、たしかに規則を平気で破る患者をたくさん見てきている。経験による勘からも、雅俊が喫煙したのは間違いないと判断したのだろう。

「奈良先生と相談してみます」

病棟管理の奈良講師は、どう判断するだろう。日和見的な判断をするときもあれば、意外に果断な決断をするときもある。

早速奈良講師のＰＨＳにかけて、意見を仰いだ。わたしとしては、病棟での目に余る言動から、治療関係が崩壊しており、このまま入院を継続しても治療効果は得られないだろう。いったん退院して、仕切り直しをするのが望ましいという自分の判断を伝えた。

「わかった。僕も立ち会ったほうがいいんだな」

トラブルになったときには、やはり責任者の権威が必要である。そのあたりは、奈良講師も十分理解している。わたしは、これから始まるであろう不愉快な面接に奈良講師も同席してくれることを感謝した。

わたしは、雅俊のベッドサイドに向かった。雅俊は、いつもの寝そべった体勢のままでわたしを一瞥した。にやけたふてぶてしい顔つきからは、わたしの訪問とこれから話す話題を、予期しているようにも見えた。

「少しお話があるので、面接室にいらしていただけますか？」

「わかりました」

いたずらが見つかった子どものような表情に見えたのは、気のせいだろうか。とにかく、不毛な治療にはいったん区切りをつけなければならない。

強制退院

面接室は8畳くらいの部屋であり、机と椅子以外に調度品は置かれていない。プライバシーを配慮した患者との面接や、何かと複雑になりがちな家族面談などは、ベッドサイドではなくこの部屋で行われる。治療の場では、わたしは患者と対面では座らない。なぜならば、対面で向かい合っては、対決や尋問のニュアンスが出てしまい、どうしても医者が有利になってしまう。しかし、今回はあえてわたしは雅俊と向かい合って座り、対決することを選択した。

「今日は、病棟医長の奈良先生にも入ってもらうことになっています」

「ほう、そうですか」

相変わらず、雅俊はこちらの混乱ぶりを楽しんでいるような応対だ。雅俊の言動や態度すべてが不愉快に感じてきているわたしだったが、この不毛な時間もあと少しであると言い聞かせ、ポーカーフェイスを装うことに徹する腹を決めた。

打ち合わせたとおり、奈良講師が入室してきた。必要によっては、谷川師長も面談に入るべくスタンバイしている。

わたしは、単刀直入に雅俊に尋ねてみた。

「伊藤さん、夜中にタバコを吸ったのは、本当ですか?」

「いや、吸っていないよ。夜勤の看護婦さんの勘違いじゃないかな」

「しかし、ちゃんと煙が出ていたと聞いていますがね」

「どうしても僕を犯人にしたいようだね」

棘のある会話になっているが、雅俊の表情はなぜか余裕がある。もしも本当に濡れ衣であれば、驚きや反発がもっと激しいはずだと思わざるをえない。

「吸い殻も見つかっているんです」

わたしは、小林看護師が便器から拾った吸い殻を雅俊に見せた。雅俊はトイレに吸い殻を流したつもりだったが、水を流すためのコックを十分に回していなかったのは、失敗だった。浮力のある吸い殻が、流されずに残っていたのである。

「トイレから煙が出ている動画も、撮ってあります。時間も場所も記録されているので、あとで病院の管理部門に報告します」

もはや、医者というより刑事か検察官のような尋問になっていたのは仕方がない。こういった尋問形式に慣れていないわたしにとっては、苦痛以外の何ものでもない。

ここまで証拠を挙げられ、さらに病院の管理部門の名前まで出されては仕方がない。

「たしかに、1本だけ吸っちゃったよ。薬よりも、よく眠れるけどな」

皮肉を飛ばしたあとは、平素よりやや強い口調で雅俊は一方的に続けた。すでにわたしたちと雅俊との間には、お互いの理解の橋が架けられない、白々しい川が流れているようであった。

「考えてもみてくださいよ。メンタルを病んでいる人というのは、それだけ何かに頼りたいものでしょう。さすがにお酒はダメだろうけど、タバコぐらいは、特に精神科だったらいいんじゃないのかな。禁煙、禁煙ってうるさいけど。喫煙者にも、人権っていうものがあるでしょ」

平静を装っている気負いが、雅俊の声の震えからも感じ取れる。

「そもそも、夜ぐっすり眠れるようにしてくれれば、夜にタバコを吸う必要もなくなるんですよ。よくよく考えれば、入院してからロクに話を聞いてもらったこともないし、医学的判断というか、見立てをしてもらったことがないように思いますね」

灼熱した石でも埋め込まれたかのように、わたしの胸は怒りで熱くなってきた。一刻も早くこの面接を切り上げたい。

「残念ですが、もう、わたしたちの関係は破綻しています。これ以上入院治療を続けても、伊藤さんには何のメリットもありません」

「強制退院ですか。患者は弱い立場ですからね」

険悪な雰囲気に耐えかねたかのように、奈良講師が割って入ってくれた。

「わたしや診療科長である教授も含めて、同じ意見です。今回の入院が治療結果を出せなかったことは、申し訳なく思っています。伊藤さんに合った医師や病院の紹介など、できる限りのことはやらせていただきます」

「わかりましたよ。まあ、俗世を離れてゆっくりできただけでも、良しとしますか。最近の医療者の実態もわかりましたしね。機会があったら、記事にさせていただきますよ」

皮肉たっぷりながらも、雅俊は退院に同意してくれた。今後の治療は、政治家や芸能人も通っている私立病院にお願いすることになった。その病院のほうが、多少は地位のあるわがままな人間の扱いに長けている。しかも、このほうが雅俊のプライドも満足するだろう。

退院の諸手続きは、谷川師長が率先して手回しをしたので、あっというまに終わった。雅俊は、最後にこう言い残して、病棟を去って行った。

「小川先生に、よろしくお伝えください」

巧みな自己正当化と被害者への変身

雅俊のようなクレーマーは、病院に限らずどこにでもいるのかもしれない。しかも、雅俊の問題行動は、殺人や強盗、放火など犯罪として裁かれるほどではない。単なるわがままな人で、済ませることも可能だろう。

しかし、だからといって雅俊が免罪されるわけではない。「モラハラ」じみた妻への言語的な暴力は、許されるものではないだろう。事実関係はつかめていないが、妻への身体的暴力があったのではないかと、今でもわたしは疑っている。

精神医学の悪いところでもあるが、雅俊にも精神科診断を下すことは可能である。もちろん、うつ病ではない。「自己愛型パーソナリティ障害（Narcissistic Personality Disorder、以下ＮＰＤと略す）」である。簡単に言えば、病的なナルシシストにほかならない。日本精神神経学会による和訳は以前は「自己愛型人格障害」だったが、人格障害という用語は人格を全否定する烙印を押されるかのような印象を与えるため、あえて日本語に訳さず、「パーソナリティ」という、日本人にとってはつかみどころのない英語のまま導入するという、無難な方法をとっている。

しかし、単なるわがまま、自分好きと、「障害」の違いは、何なのであろうか。ナルシシストは、雅俊のように外面は、最初だけはえてして良いものである。正常範囲のナルシシストと、障害・異常レベルのナルシシストは、どう区別するのだろうか。実はこの問題は、精神医学が今もって解決できない課題である。

古典的な「パーソナリティ（以前は人格）障害」の大まかな定義は、パーソナリティ（人格）の異常な偏りによって、本人が苦しむ、ないし周囲が困るという曖昧なものだ。今もこの曖昧さは変わらず、NPDの診断基準を見ても数値など客観的指標は乏しく、解釈次第ではいくらでもあてはまる人間はいるように思えてくる。

乱用されがちな診断だけに、常識的な精神科医はこの診断をつけるのに非常に慎重だ。絶対に確認しなければならないのは、幼少時より自己中心的な人格傾向、いわゆるパーソナリティが一貫して続いていることである。うつ病や双極性障害、統合失調症、あるいは向精神薬の副作用などで、性格が自分勝手で利己的になることは珍しくない。しかし、こういった場合の自己中心性は、具合が悪いときに現れる、あくまで一時的・一過性のものである。

ナルシシストの雅俊は、大手マスコミに属しているという肩書き、つまりは威光があったときには、周囲が雅俊の自己中心性に合わせてくれた。しかし、その威光が揺らいでくると、周囲は自然とこういったナルシシストの言い分に合わせてはくれなくなる。

ＮＰＤには、二つのサブタイプがあるとされている。自分の傲慢さに対してまったく自覚がなく、他人への共感性が乏しい「無関心型」と、他人からの評価に対して過敏であり、屈辱感や羞恥心、怒りを持ちやすい「過敏型」である。若い頃の雅俊は前者だったのだろうが、キャリアがうまくいかなくなってからは、被害者への変わり身が上手な後者の成分が大きくなっていたのかもしれない。

ＮＰＤの分類や深層心理を述べ始めれば、一冊の本でも足りないくらいだ。読者の方は、ＮＰＤの治療法を知りたいだろう。しかし、ＮＰＤに対する治療法に対しては、悲観的にならざるをえない。精神療法、いわゆるカウンセリングでも、ＮＰＤの人は治療者をも自分の召使いのように扱おうとする。医者をはじめ治療者は、患者の自己中心さに手玉にとられる無力感に苛《さいな》まれることがほとんどだ。精神療法の基本姿勢である傾聴も、ＮＰＤ患者が得意げに際限なく続ける自慢話を肯定するだけでは、治療的意義はまったくない。まして感謝や謙虚の重要性を説いても、鼻で笑われるだけだろう。

わたしも雅俊に対しては陰性感情を持ち続け、また自身の陰性感情のコントロールには見事に失敗している。かといって、雅俊を道徳的・倫理的に破綻した人格異常者と決めつけ、関わりを放棄するのも問題だ。アメリカの神経科学の権威である、サウスカリフォルニア大学神経科学教授のアントニオ・R・ダマシオが、面白い研究を紹介している。

脳の前頭葉には、腹側内側前頭皮質《ふくそくないそく》という部位がある。この部位は、情緒の処理や意思決定において重要な役割を果たしている。

この場所を頭部外傷や脳梗塞で損傷した患者に、ダマシオはある実験を行った。患者たちに、こういう質問をしてみたのである。「戦争中、あなたは敵兵から逃れて部屋に隠れた。部屋にはほかに10人いたが、その中の赤ん坊が泣き出した。このままでは、敵兵に見つかってしまう。残りの者が殺されないために、赤ん坊を窒息死させていいか?」。患者たちは動揺も見せず、「赤ん坊を窒息死させろ」と、速やかに回答したという。

このエピソードは、NPD患者ないし精神病質者、いわゆるサイコパスには、わたしたちがまだ知りえない脳神経の異常が隠れているかもしれない可能性を示唆している。しかしこの問題は突き詰めると、「人間に自由意志があるのか」「それとも自由意志は存在せず、自己決定と思っていることも、脳神経の状態が決めているのか」「人間の人格はすべて神経科学で説明できるのか」という哲学的問題に行き着く。果たして雅俊が「脳の問題だから、仕方がない」ということで、その社会的異常性を免責できるのだろうか。そして、治療的手段も哲学的問題も、クリアカットな解答がそもそも存在するのかもわからない。雅俊のような人間には極力関わらず、被害が及びそうになったならば、自分より上の権威や組織のルールなど、自己中心性をもってしても容易に突破できないものに頼るしかない。

ＮＰＤ傾向のある雅俊のような人は、他人を非常に不快にさせる、面倒な存在である。しかし、仮に雅俊の脳の明らかな異常が見つかり、しかも自己中心性は年齢を経てひどくなってきているとしたら、見立てと対応は大きく変わってくる。次に登場する老齢の政次郎翁は、脳の異常により自己中心性が著しくなり、自分の異常性に気づく能力を失った例だ。高齢化が進む日本では、政次郎のような人への対応に苦慮する人が、介護施設をはじめ社会の至るところで増えていくだろう。雅俊のようなナルシシストに出くわすよりは、政次郎のような老人のほうが、数が多くなるのは間違いない。それだけ、わたしたちが被る影響が大きいということである。

（参考）ＤＳＭ‐５（アメリカ精神医学会の『精神疾患の診断・統計マニュアル』）による自己愛型パーソナリティ障害の診断基準

誇大性（空想、または行動における）、賞賛されたいという欲求、共感の欠如の広範な様式で、成人期早期に始まり、種々の状況で明らかになります。

次のうち５つ（またはそれ以上）によって示される。

１．自己の重要性に関する誇大な感覚（例：業績や才能を誇張する、十分な業績がないにもかかわらず優れていると認められることを期待する。）
２．限りない成功、権力、才気、美しさ、あるいは理想的な愛の空想にとらわれている。
３．自分が特別であり、独特であり、ほかの特別なまたは地位の高い人達に（または施設で）しか理解されない、または関係があるべきだ、と信じている。
４．過剰な賞賛を求める。
５．特権意識、つまり特別有利な取り計らい、または自分の期待に自動的に従うことを理由なく期待する。

6. 対人関係で相手を不当に利用する。つまり自分自身の目的を達成するために他人を利用する。

7. 共感の欠如：他人の気持ちおよび欲求を認識しようとしない、またはそれに気づこうとしない。

8. しばしば他人に嫉妬する、または他人が自分に嫉妬していると思い込む。

9. 尊大で傲慢な行動または態度。

第6章

威嚇と攻撃、見落とされた認知症

外来での大騒動①

冬の寒い時期は、春や秋に比べれば精神科はあまり忙しくない。季節の変わり目や人事異動のときと比べて、寒さと日照時間の少なさからだろうか、脳も体の動きも抑えられるのかもしれない。

ある寒い日の午前中に、事件は起こった。

「先生、外来が大変な騒ぎみたいですよ」

わたしが病棟で電子カルテを打ち込んでいたときに、櫻木医師がやや慌てた様子で外来の異常事態を伝えてきた。櫻木医師は2年の初期研修を終えて、今年から精神科に専門を決めて研修している若手の女医だが、平素は患者にも同僚にもクールであり、色白で端正な表情にも、感情の起伏や動揺を見せることがない。

「患者が暴れているのか?」

「そうなんです、受付の大島さんがずいぶん困っているみたいで」

櫻木の表情は、実のところそう狼狽はしていない。むしろ、早く現場に行ってみたいという、やや野次馬めいた興味を持っていることが、普段よりもやや見開いた双眸からも感じ取れる。精神科医もタイプはさまざまで、ネチネチと話がなかなか切れない神経症患者を得意にするタイプもいれば、興奮状態の患者を一気に治療に持ち込むほうが持ち味を発揮するタイプもいる。櫻木は、見かけは物静かそうな女性だが、上司のわたしからすればどちらかといえば後者のタイプに属する。

「わかった。いっしょに行こうか。若い患者なら大変だからな」

「はい」

勤務10年を超えるベテランの大島さんでも、興奮している患者に慣れているわけではない。下手に不用意な対応をとれば、自身が危なくなるのは当然である。興奮状態の患者に対応するときの鉄則は、人を集めることである。あくまで治療の場である病院では、前線には医者が立たなければならない。安全上の問題もあるため、とにかく医者の人数を集める。また、こういった一大事のときには、同僚を助けたい互助精神が働き、言われなくても自然と集まってくるものである。

外来へ向かうエレベーターを待つ間、櫻木とは自然と患者の話になった。

「ところで、どういう患者なんだ」

「それが、結構な年のおじいさんらしいですよ。杖を振り回しているそうですから」

子どものような笑いを浮かべて、櫻木はわたしに情報を伝えた。これが屈強な体格の青年、あるいは刃物など明らかな危険物を振りかざしていれば、警備員や警察に応援を依頼しなければならず、こちらの安全確保にもいっそう神経質になる。

「まあ、最近は高齢者のトラブルも多いからな、おいくつなんだ?」

「70歳ぐらいだそうです。やっぱり認知症ですかね」

櫻木に限らず利発な若手は、診断を急ぎがちである。70歳は高齢者の範疇に入るとはいえ、個人差が大きくほかの問題も十分に考えられる。

「さあ、どうだろうか」

廊下ですれ違う人たちは、現在精神科外来で起きている事態にまったく気がついていないような無関心さで通り過ぎていく。舞台である外来待合室が近づいてきた。

外来での大騒動②

「いったいどうなっているんだ! この病院は」

待合室に入る前から、耳を突き刺すような怒声が聞こえてくる。白衣を着た7、8人が、小柄で色黒の老人をすでに取り囲んでいる。ほかの患者は一時的に退避したのか、5、6人ほどがちらほら座っている程度だったが、怯えた表情でこの騒動を見つめている。

たしかに、老人はややぎこちなさそうに、震えながら杖を持っていた。今は杖を振り回してはいないが、その気で使えば立派な凶器となりうる。老人の烈火のごとき怒りと杖の脅威のせいで、囲んでいるわたしたちの同僚も、やや腰が引けている姿勢に見えなくもない。

「ああ先生、来ていただけましたか」

今日の外来初診担当だった塩川医師が、申し訳なさそうな弱々しい顔でわたしたちに近づいてきた。

「みんなが来てくれたおかげで、ずいぶんおとなしくなりました。やっぱり、多勢に無勢ぐらいは、わかるんでしょうね。でもさっきまでは、杖をブンブン振り回してすごい剣幕だったんですよ。守衛さんには、とりあえず来てもらいました」

「詳しい事情はあとで聞くとして、なんで怒っているんだ」

「余計な検査をされて、しかもお金をとられるのが納得できないって言うんです。そもそも、ここが精神科だと知らされていなかったようです」

「ほかのクリニックからの紹介か？」

「いえ、うちの神経内科からの紹介です。物忘れ外来じゃ面倒見きれないという理由で、コンサルトされたんです」

神経内科は、脳卒中やパーキンソン病などといった、手や足、言葉など運動面の異常が生じる神経の病気を診る科である。最近では、物忘れ外来も開設し、認知症の早期発見にも努めている。脳神経の病気である以上、精神面での問題も生じやすい。実際に、脳卒中やパーキンソン病、認知症などでは、抑うつ状態になることも珍しくない。そういう場合には、精神科に紹介されてくる。

塩川から話を聞いている間も、老人は暴力を振るってはいないが、周囲をにらみつけるような険しい表情のままで、罵詈雑言《ばりぞうごん》をやめる気配はない。

「お前たちはなんだ、粗末に扱いやがって。金なんて払わないからな、俺はこんなところに来る必要なんてなかったんだ」

「ああ、来る必要はなかったんですよね」

外来担当の高山看護師が、老人に対して相づちを打っている。粗末に扱われたと主張しているが、具体的な内容はさっぱりわからない。しかし、老人の言うことを反芻《はんすう》し、聞き入れる対応をとっており、あえて自己の正当化や反論を試みてはいない。そんなことをすれば、患者の怒りの火に油を注ぐことになるのは自明だ。高山看護師のようなベテランは、そのあたりは十分心得ている。

「とりあえず別室に入ってもらいます。あとで、奥さんにも来てもらいますが……」

事態を収拾するためにリーダーシップをとらなければならない塩川は、当座の方針をわたしたちに打ち出した。しかし、語調に迫力はない。最近は、配偶者の高齢化や、頼りになる親族が疎遠になっているなど、家族機能の低下から、医療者も家族調整に苦労することが増えているからである。

老人、いや政次郎と名前で呼ぶことにしよう、の顔つきは、一見する限りボケているようには見えず、軍事や人権の問題で論戦を挑んでいる人の表情と、さほど変わりはない。このような憤怒と興奮がどうして起こったかを、これから検討しなければならない。「認知症」という診断を、とりあえず貼る付箋のようにつけることは、戒めなければならない。もしかしたらまったく異なる可能性、たとえばわたしたち医療側の患者に対する接し方の落ち度、疎漏《そろう》に対する、正当な反応なのかもしれないからである。

「どうなるんでしょうね」

櫻木は、相変わらず心配というより興味本位という表情をして、わたしに今後の展開を尋ねてきた。窓の外では、雀が騒動に無関心そうにさえずっている。

「塩川先生は、こういう扱いに慣れている。いったんは彼に任せて、あとで顛末を聞いておけば、勉強になるだろう」

船頭多くして船山に登る、のことわざ通り、ここは指揮系統を拡散しないことが得策だろう。連絡してくれればサポートすることを塩川医師に伝えて、わたしは外来をあとにして病棟へ戻った。

一時的な収束

午後1時頃になり、ようやく塩川が医局の部屋に戻ってきた。いつもの飄々とした表情とゆっくりした歩みからは、なんとか事態を収拾した安堵感が漂っている。医局にはわたしも含めて同僚が4人ほどいたが、皆も一様に表情が緩んで、午後の仕事を始める前の雑談に興じる余裕が場に生じた。

「ようやく終わりましたよ。別室に入ったら、案外穏やかになりました。でも、問題はこれからですね。奥さんも、どうやらボケているみたいで。保健所も困っていたケースのようです」

塩川がかいつまんで、政次郎のプロフィールや現在の症状などを教えてくれた。政次郎は代々の農家であり、農協の役員を務めるなど地元ではそこそこの名士だった。実務能力はあるのだが、若い頃から短気なところがあり、おとなしく従順な妻にときどき癇癪を起こしていたらしい。息子が1人いるが農業を嫌い、大学工学部を卒業したあとは、自動車メーカー勤務で現在は九州勤務である。距離に関係なく、親子の関係はあまり緊密ではないようだ。

40代の頃から高血圧で近くの内科に通っていたが、3年前にめまいと吐き気、言葉が出づらいという症状で、この大学病院に救急搬送されている。検査の結果は「軽度の脳梗塞」という診断であった。それ以来、当院の神経内科に通院していたという。

「よくあるケースだな」

たまたま居合わせた小川准教授がコメントした。自分が担当していなければ他人事のような口ぶりだが、これがこの人の通常である。

「ところが、2、3年ほど前から奇行が目立ってきたっていうんです。今の農協のやり方では話にならないとか言い出して、自分でNPOを立ち上げると言い始め、県議会の議員事務所に毎日のように押しかけて、無理難題を陳情していたみたいです」

「政治に目覚めたんじゃないの?」

圧力団体には、それくらい熱心な人はいるだろう。わたしはそう思い、意地悪に訊いてみた。

「いえいえ、まともな行動ではなかったようですね。なんでも、NPOの組織作りに、かなりの借金をしてしまったようです。しかも、県議会や市議会の反対派の事務所に、汚物や犬の死体を投げ入れたりしていたようです。警察が2、3回介入したようですが、刑事事件までには……」

殺人や強盗ならばともかく、高齢者の非常識程度の行動では、警察も腰が重くなる。警察でなくても、これでは耄碌《もうろく》しているのかもと思うのは当然だろう。

子どもが近くに住んでいれば、親の異常を察知して関係機関に相談したかもしれないが、最近はこれが機能していない例が多い。問題が顕在化してから、主に近所に住む人がたまりかねて、保健所など行政に苦情を持ちかける例が少なくない。地方ではご近所全員が独居老人で、相互の助け合いどころではない地域もあると聞く。

「医療相談室を通じて、保健所ともコンタクトをとりました。保健所のほうも、精神科の医者と相談したかったようですが、とっかかりがなかったようです」

家族からの承諾が得られないので、保健所も精神科に言い出しづらかったのだろうか。何か事件が起きたときに、今まで隠蔽されていた問題が堰《せき》を切ったように表面化することは、珍しくない。

「ところで、そもそも診断はどうなんだ。これからうちに通ってくれるのか」

患者が拒絶していれば、よほどのことがない限り強制的に精神科の検査治療を受けさせるわけにはいかない。

「安心してください。神経内科の丸山先生と対策を相談していきます」

塩川は、その点は抜け目がない。コンサルト元の神経内科で、人格的にも技量的にももっとも信頼できる丸山講師を、相談のチャンネルにすることに成功したようだ。塩川と丸山講師は大学の同窓生で、ボート部の先輩後輩の仲だ。こういった学生時代に築かれた汗臭い縦の関係が患者の運命を決めることは、けっして珍しくない。

脳卒中？　脱水？

わたしが政次郎の名前を再び聞いたのは、3ヶ月後のことだった。聞けば、老年内科病棟に入院しているという。政次郎の件をわたしに教えてくれたのは、今回も櫻木医師である。ただし、櫻木は政次郎の精神科担当医に指名されており、前回のような傍観者的な立場ではない。指導医は、わたしが務めることになった。

櫻木は、よく勉強しているし、コミュニケーションもしっかりとれる聡明な医師だ。有名な中高一貫進学校を卒業しているだけはある。ただ、ものをはっきり言いすぎるのが難点だ。病名を患者に告知するときには、この言い草では明快だろうが、患者も家族もショックだろうと感じるときがある。

「先生、やっぱり脳血管性認知症だと思います」

櫻木は、結論からいきなり話し始めた。結論を初めに述べて、あとから根拠を補足していく説明方法は悪くはない。

「その前に、内科の病棟ではおとなしくしているのか」

「夕方以降はちょっと怒りっぽいそうですが、杖を振り回すほどではありません。ただ、好き勝手な行動が多いようですね。隣の患者さんのおまんじゅうを勝手に食べてしまったことがあったようです。隣の人も認知症だったので、大騒ぎにはなりませんでしたが」

杖にそうこだわる必要もないだろう。

「ところで、どうして内科に入院になったんだ」

「どうやら、脱水のようです。急に蒸し暑くなったところに、畑仕事を頑張ってしまって、倒れているところを見つかったんです」

「検査データは悪くないのか」

「補液（点滴治療）で、意識は戻り、電解質も正常化しています。ほかには、目立った異常はないようです」

「この間の一悶着から、塩川先生の外来に通っていたのか？」

「いえ、精神科には結局来ていません。ただ神経内科の丸山先生の外来には、月1度くらい通っていました。診断は、脳梗塞後遺症です。たしかに、脳のＣＴやＭＲＩを見ても、多発性の脳梗塞があります」

「治療はどうだったんだ」

「抗血小板薬だけですね。あと、落ちつかないときのために1度だけ抗精神病薬が使われていますが、１回使っただけで倒れ込んだことがあったようで、すぐに中止になっています」

高齢者は、薬剤の副作用が出やすい。一般成人の半量、ないしは４分の１、８分の１など、小児科のように微量を使いこなすテクニックも求められる。

「長谷川式はとってみたのか」

長谷川式とは、長谷川式簡易知能評価スケールの短縮称である。簡単な記憶や計算問題から構成される認知症向けの問診票であり、30点満点で20点代前半を下回ると、認知症が疑われる。日本の認知症の臨床では、欠かせないツールだ。

「26点でした。物覚えは結構しっかりしています」

「検査には、協力的だったのか？」

「はい、かなり頑張ってくれました。ただ、まわりくどい、余計な話をさんざん聞かされました。若い頃の武勇伝とか、農業や医療への不満もあれこれ言っていましたね」

「怒りっぽくはないのか」

「女性には、優しいところがあるみたいですよ」

打てば響くような応対ができるところが、櫻木の長所であり、短所である。患者によっては、不要な刺激になるだろう。

「認知症にしては、認知機能は悪くないな。まあ、一度顔を見ておくか」

実際に患者の診察もしていないのに、データの議論ばかりになるのは、治療にとっても教育にとっても望ましくない。若手に手本を見せなければならないのも、指導医の仕事だ。

規則正しすぎる生活

老年内科の病棟は、精神科とは別の棟の7階に位置している。大学病院の内科は、一昔前は第一内科、第二内科など、いわゆる「ナンバー内科」に分かれていた。各専門がすべてそろった複数の内科が、お互いに切磋琢磨して競い合い向上を図る。しかし、循環器科、呼吸器科、消化器科など臓器別に分類したほうが合理的であり、ナンバー内科、外科では患者にもわかりにくいという批判から、ほとんどの大学病院で臓器別に再編成されている。

合理的でわかりやすいのだが、欠点もある。心臓も悪い、胃も良くない、糖尿病も抱えているなど、多種類の病気を患いがちな高齢者にとっては、専門別に分かれているのは、不便以外の何ものでもない。呼吸器科の医者に「血圧が最近高くて……」と言っても、「それはわたしの専門ではありませんので循環器科の先生に相談してください」と返されるのがオチである。老年内科は、高齢者を臓器別という縦割りで診るのではなく、全身的に治療しようという考えで運営されている。たしかに、政次郎の今回の一件は、心臓や肺、胃といった、特定の一つの臓器が悪いわけではない。

政次郎の病室は、ナースステーションからほど近い大部屋だった。看護師の目は、比較的届きやすい。

「政次郎さんは、どうですか？」

櫻木は、病棟でなじみらしい看護師をつかまえて、政次郎の様子を訊いてみた。

「元気そのものですよ。ただ、話はまわりくどくて、なかなか切れないですけどねぇ……」

「何か、おかしな行動はありませんか？」

「今のところは、なんとかトラブルなく過ごせています。おまんじゅう事件は、ありましたけどね（笑）。ただ、いつ勝手に病棟から外に出て行ってしまわないか、心配ですが、本人はもう退院したいって言ってますよ」

「不穏な行動などはないでしょうか。カルテを見る限りでは、落ち着いているように見えますが」

看護師がつける看護記録は、食事や排泄、歩行など、より日常生活に密着した内容の記載が多く、医師によるカルテとは視点が異なる。介護保険や療養施設への情報提供では、医者のカルテ記録よりも役に立つことが多い。

「たまに怒りますよ。看護師の来るのが遅いって。でも、問題になるほどではありません。はいはいとあやしていれば、今のところは大丈夫です」

病棟では、杖を振り回すようなことはないようだ。

「でも、ちょっとおかしいなと思うことがあります」

看護師の何気ない観察眼が、診断の大きな決め手となることもある。

「どういうこと？」

「生活パターンが、杓子定規なんですよ。同じ時刻に、入浴や買い物をしたがるんです。この間も入浴時間がいつもより遅くなりますと伝えたら、激高したので結局政次郎さんに合わせました」

櫻木と看護師との会話に任せていたが、わたしも一つ確認しておきたいことが出てきた。

「食欲はどうでしょうか？」

「旺盛ですよ。ただ、偏食がひどいですね。魚はほとんど残しています。甘いものもあまり好きではないようで、おせんべいばかり食べています。退院も近いんで、主治医も大目に見ているようですが」

診断のヒントは、だいたい得ることができた。あとは、本人との話である。

政次郎のベッドは、ナースステーションから目と鼻の先にある4人部屋の廊下側にあった。廊下側だが、廊下の突き当たりが東向きの窓になっており、午前中はかなり明るく開放的である。

政次郎は、ベッドに仰向けに横たわっていた。しかし、眠っていないことは、目をしっかり見開いていることからもわかる。

「おはようございます、鯉渕さん（政次郎の姓）」

「ああ、先生か。ご苦労さんだね」

政次郎は櫻木の挨拶に、労《ねぎら》いの言葉をかけた。外来で大立ち回りをしていた人物とは思えない、にこやかな表情である。

「調子はいかがですか？」

「調子かい？　見ればわかるだろう、もう元気になったよ。先生も、今日は化粧のノリがいいね。後ろの、その額が広くて目が細い先生、あんたは誰かな？」

「わたしは櫻木の上司の西多と申します」

「ああ、ご苦労さん」

と言うと、政次郎は両手を軽くパチンと叩いた。機嫌よく喋るが、礼節はやや失われている印象は拭えない。櫻木は、政次郎の無礼な発言を意に介さない様子で、問診を進めた。

「お食事はおいしいですか？」

「病院食だから、うまいもまずいもないよ」

「お魚は嫌いなんですか？」

「嫌いだな。遠慮なく残してるよ。残して悪いのかな」

ちょっとしたことで不機嫌になるのは、間違いないようだ。

「いえいえ、そういう人も多いですからね。わたしも、魚が嫌いなんですよ」

「そうか、あんたもかい」

再び政次郎は、両手をパチンと叩いた。どうも会話が途切れるときの、独特の癖のようだ。

それにしても、櫻木は若いわりに話を合わせるのがうまい。このように対応していれば、杖を振り回すこともないようだ。

診察はまだ続くのが自然な雰囲気だったが、突然、政次郎はベッドから立ち上がり、部屋を退出しようとし始めた。あまりに不意な行動に、さすがの櫻木も狼狽したらしい。

「鯉渕さん、どうされたんですか？」

「売店へ買い物に行く時間なんだ」

「診察のあとではダメなんですか？」

「ダメだ！」

険しい表情で一喝したあと、政次郎はわたしたちの存在など気にしないかのように、部屋を立ち去ってしまった。足取りはしっかりしており、むしろこれから走り出しそうな力強さもある。

櫻木は困惑の表情だったが、わたしはいつしか苦笑いを浮かべていた。

「さて、今後の方針を検討しようか」

「わかりました」

看護師には、これから方向性を検討した上で、病棟スタッフに伝えることを約束して、いったん老年内科病棟をあとにした。

ケース・カンファレンス

精神科病棟に戻るやいなや、櫻木と政次郎の診断と今後の方針について議論を行うこととなった。しかし、ケース・カンファレンスといっても、電子カルテの前に2人並んでの教育的な会話であり、緊張に満ちたプレゼンや熱い論争を戦わせるというわけではない。

「診断の前に、患者の状態をどう思う?」

「病棟ではなんとかいられるようですが、少し抑制が外れていますよね」

無礼な発言や身勝手な行動など、衝動や感情を抑えることができなくなった状態を、「抑制を欠く」「脱抑制」と呼ぶ。たしかに、政次郎は抑制を欠いている。

「認知機能障害については、どうだろうか」

「なくはないですが、アルツハイマーほどではないですね」

認知機能障害とは、要は物忘れのことである。しかし、政次郎の記憶力はわりにしっかりしている。ほかの認知症では、そもそも主治医の名前や顔もあやしくなってくるが、政次郎は櫻木の名前はしっかり覚えている。長谷川式簡易認知症スケールも、認知症の点数とは言いがたい。

「ほかに気がついたことはなかったか？」

「なんだか、生活パターンがずいぶん決まりきっているみたいですね」

決まった時間に、決まったところしか行かない、電車の時刻表のような暮らしぶりである。ただプラスに見れば、規則正しい生活とも言える。

「先生、血管性かＦＴＤか、どちらなんでしょうね、ＭＲＩでは……」

「まあ、いっしょに見てみようか」

血管性とは、脳血管性認知症のことである。ＦＴＤとは、「前頭側頭型認知症」の略語である。倫理感、判断力など、人間の特徴である高次機能を司る、前頭葉が萎縮してくる認知症の一種である。たしかに、政次郎のように脱抑制を示す例は少なくない。わたしが診た経験でも、行列に平気で割り込んでしまいケンカ沙汰になった、果ては街のメルセデスベンツのエンブレムをすべてへし折ってしまったなど、非常識どころではない奇異な逸脱行動をとっていた例もある。

しかし、脱抑制はＦＴＤだけの専売特許ではない。脳血管性認知症でも、抑制を欠くことは珍しくない。また、ＦＴＤの中でも、萎縮する前頭葉の位置によって、覇気がなくなりあたかもうつ病のようになってしまう人もいる。

「脳のＭＲＩを、もう一度見てみようか」

櫻木は早速電子カルテを手早く数回クリックし、頭部ＭＲＩ画像を画面に表示させた。

「前頭葉はたしかに萎縮しているけど、この年齢だとこれくらいの萎縮は珍しくはないけどね。脳梗塞の跡などはたしかにあるけど、脳血管性認知症にしてはそれほど血管性病変はひどくない」

これで前頭葉が激しく縮んで萎縮していれば、診断はＦＴＤではっきりするのだが。

「そうなんです。これくらいの脳ならば、結構しっかりしている人もいますもんね」

あたかも臨床経験をかなり積んだ医師のような口ぶりで、櫻木がコメントした。ただもっともなことなので、反論しようもない。

「ただ、あの常同行為は、ＦＴＤならではだと思うけどな」

常同行動とは特定の行為、行動を繰り返す状態のことだ。会話の区切りで手をパチンと叩く動作も、おそらくそうであろう。時刻表のような政次郎の行動は、典型的な常同行動である。

「念のために、脳血流シンチグラフィをとっておこうか」

脳萎縮がＭＲＩ画像ではっきり確認される段階では、すでに認知症は進行してしまっている。萎縮する前段階の、血流が衰えている状態を検出するのが、脳血流シンチグラフィである。ＦＴＤならば、前頭葉を中心に血流が著しく低下しているだろう。

「わかりました、オーダーしておきます」

「心理検査も、可能ならばやっておこう。ＦＡＢでいいだろう」

前頭葉の異常では、記憶力はそれほど衰えない。したがって、心理検査も前頭葉機能に的を絞ったものが必要である。ＦＡＢ（前頭葉機能検査）は、臨床でよく用いられる心理検査である。

さて、診断に向けた検査方針は定まったとして、認知症であることは間違いなさそうである。政次郎を今後どうするかという話題を振ると、櫻木の表情もたちまち曇ってしまった。そもそも、「治療」はあるのだろうか。

再度の院内トラブル

認知症患者の今後の方針を話し合うのは、医者にとっては気の重い話だ。認知症は、手術や投薬で改善・治癒するわけではない。本人ならびに介護者のためになるような、環境調整なければならない。ただ、外来で杖を振り回しているような興奮が続けば、鎮静的な薬剤も考えなければならない。

「本人は退院したがっています。内科からも、身体的には問題なく、退院でいいと言われています」

むしろ身体が元気な状態になれば、ますます抑制を欠いた行動の可能性が大きくなる。このまま退院させてしまっていいのだろうか、櫻木の顔には明らかに今後の方針について戸惑いが見える。

「医療保護入院の必要性はあるかな?」

強制入院が必要か、という問いである。この重い質問に、いつもは反応の速い櫻木も、浮かない表情で考え込んでしまった。

「今の段階では、すぐに精神科病院に転院というのは、どうかな。家族も、納得はしないだろう。介護保険の見直しも含めて、介護体制をちゃんとしないといけないし。でもまずは、息子さんに一肌脱いでもらわないと」

家族に介護の労をすべてとってもらうわけではないが、環境調整の窓口としては機能してもらわなければならない。

「ケースワーカーの安藤さんに入ってもらおう。老年内科の担当医には、わたしたちの見立てを伝えておいて。おそらくは、FTDだ」

家族間の連絡調整や行政サービスの紹介、金銭的な問題の解決、こういった問題のほうが政次郎の今後にとっては重要なのだが、医師がこれらの業務をすべて背負うのは不可能である。施設なども視野に入ってくる高齢者医療においては、ケースワーカーはなくてはならない存在だ。

「『前頭側頭型認知症の疑いが濃厚で、逸脱行動はこれからも続く可能性が高い、自宅での単独生活は難しく、場合によっては精神科病院への入院が必要かもしれない』って、安藤さんに伝えればいいんですね」

「その通りだ。転院先への紹介状を作ってくれないかな。あとで、いっしょに文面をチェックしよう」

「わかりました」

そこで、櫻木の院内PHSが突然鳴り響いた。PHSに出た櫻木は、二言三言のやりとりのあと、「エッ、本当ですか?」と、平素の落ち着いた彼女には似つかわしくない、驚きの声を上げた。

「どうしたんだ」

「老年内科からなんですが、鯉渕さんが、駐車場でタバコを吸っていたらしいんです。それを注意した医学部の学生が、あやうく殴られそうになったって言うんですよ」

ニュースで最近よく目にする、「キレる高齢者」そのものだ。やはり、政次郎に自分を制御する能力は、すでに失われているようだ。

「家族にすぐに連絡をとろう。老年内科の主治医に頼んでみる。安藤さんに、転院先の候補も検討するよう伝えてくれ」

おそらく、このトラブルを聞いた内科病棟は、精神科に今後の対応を迫ってくるだろう。残されている時間は、あまりない。

転院

政次郎は、翌日に地域の精神科病院に転院となった。高次機能病院である大学病院には、高度治療の必要性がない限り入院継続は難しい。また、大学病院の精神科は開放病棟であり、政次郎のような逸脱行動の患者を管理するのは難しい。体力が回復した政次郎は、おそらく日中にふらりと出かけたまま、行方不明になってしまうこともあるだろう。医療者への暴力も、十分にありうる。十分に対応できる医療施設への転院は、現状では仕方がないだろう。

父親の奇行をかねがね聞いていた息子だが、転院について最初は難色を示した。大病院に入院している安心感と、父親を精神科病院に入院させる後ろめたさがあるのは、もっともなことだろう。大学病院の開放病棟では安全が担保できないこと、転院先は大学の関連病院であり、けっして見放されたわけではないということを伝えると、息子は転院に前向きになってくれた。

数日後、櫻木はわたしに事後報告をしたいということでやってきた。

「脳シンチの結果が出ました。やはり、前頭葉の著明な血流低下です」

「そうだろうな」

「ただ鯉渕さん、おとなしく入院していられますかね」

「かといって、あのまま家に帰すわけにもいかんだろ」

政次郎に自分の異常を認識する能力がわずかに残されていて、精神科の外来に通う、あるいは訪問診療・看護を受け入れるなどの手があれば、退院という選択肢もあった。

「どういう治療になるんでしょうか……」

櫻木は、やはりどこかこの顚末に納得していないようだ。たしかに、検査して認知症の診断は下した。ただし、治療らしい治療も行わず、ほかの医療機関に政次郎の今後を委ねてしまった。後味が良くない気持ちも、わからぬでもない。

「向こうにお任せしよう。こちらは、できることはやったんだ」

たしかに、転院先の病院には、脳シンチグラフィはおろかMRIすらない。認知症のタイプがわかっているだけでも、より的を絞った治療と介護方針が立てやすい。

「はい」

若い医師にとっては、成功あるいは失敗ばかりの、白か黒かの結果だけが研修経験ではない。こういった消化不良ともいえる臨床経験も、今後の問題意識を強める動機づけになるのではないか、わたしはそう思うようにしている。

追い詰められる高齢者たち

「キレる高齢者」が増えているという実感を持っているのは、わたしだけではないと思う。ゴミの捨て方がもとのトラブルで、包丁を持ち出した殺人未遂など、殺人・傷害事件もよく聞くようになった。さらにショッキングなのは、電車に座っていた子どもを邪魔だとばかりに蹴飛ばした、ガソリンスタンドでの割り込みを注意されて、腹いせに従業員を自動車で轢《ひ》こうとしたなど、人間性を疑うような不快な事件も報道された。凶悪事件とまではいかなくとも、電車や店舗、病院の中などで、「キレる高齢者」を実際に目にする機会は、確実に増えているのではないだろうか。

日本は未曽有の高齢化社会である。人口における高齢者の割合が増えているのだから、高齢の犯罪者、あるいは攻撃的になり周囲に迷惑をかける者が増えるのも当然だというのが、通常の考えであろう。

わたしの考えでは、「キレる高齢者」は、社会環境、神経科学的変化などいろいろな要因と結びついている。「キレる高齢者」の増加を、単なる高齢化のせいだけにするのは早計である。犯罪白書によれば第二次大戦後に少年犯罪が増加したとあるが、この粗暴な少年たちが現在高齢を迎えているという分析もある。

「好々爺《こうこうや》」が増える社会が望ましいのだろうが、現代社会はそうはいかない。核家族化はすでに確立されているので、老後は実際には1人ないし配偶者と2人での生活である。孫に「おじいちゃん」「おばあちゃん」と癒やされるのも、年に1、2回しかない。運動機能の衰えから、行動範囲も狭まる。社会からの見捨てられ感が高まり、社会に対して攻撃的になったとしても不思議ではない。

さらに近年のハイテク化や個人情報保護傾向も、ますます高齢者の「見捨てられ感」を強くしているのではないだろうか。まだ高齢者ではないわたしですら、インターネット上での手続きをするときには、数多くのパスワードが覚えられずイライラすることが本当に多い。役所や銀行でも手続きがあまりに煩雑すぎ、かつ本人でなければ何も事が進まない。ネットが使えなければ電話ということになるが、たとえばコールセンターにかけても、オペレーターになかなかたどりつけず怒鳴りつけたくなる気持ちもわかる。年齢層によるIT・情報格差は数年前の比ではなく、世の中の流れについていけない高齢者は、すでにその段階で社会的な「姥捨て」になっているともいえる。

ただ、脳神経の問題ももちろん忘れてはならない要因だ。脳は年齢に従って、大脳皮質の萎縮や脳血管の動脈硬化、ひどい場合は脳梗塞などによって機能が衰えていくものである。しかし、現代になって高齢者の脳の衰え方が変わったわけではない。変化しつつある現代の社会環境に対する脳の反応が、今は「キレる」という現象になりがちなのだろう。

年齢を経ると、人間の性格はどのように変化するのであろうか。理想的なのは、角がとれて人間が丸くなり、いわゆる「好々爺」となるパターン。あるいは逆に、人格者が年齢とともに困った人になっていくこともある。ただ昔から高齢者の性格変化には、「性格の先鋭化」と呼ばれる現象がよく見られる。若い頃の性格特性が、高齢になるにつれてますます目立ってくる現象だ。若い頃気が短かった人が、ますます短気になってくるのが良い例だろう。もちろん、「性格の先鋭化」が、すべての高齢者にあてはまるわけではない。

ただ、この「性格変化」が、認知症のサインであることも少なくない。認知症の症状といえば、物忘れや日時がわからなくなるなどの症状を思いつくが、そればかりではない。認知症には、アルツハイマー型認知症、脳血管性認知症、レビー小体型認知症などの種類があるが、反社会的な行動をともなう「自分の異常性」に気がつかない、あるいは病識がないタイプは、政次郎のような前頭側頭型認知症に多い。物忘れよりも、病識低下が主症状と言ってもよい。

すべてのキレる高齢者が前頭側頭型認知症と診断されるわけではもちろんない。前頭側頭型認知症と診断するには、頭部ＭＲＩなどで前頭葉のはっきりした脳萎縮を確認することが求められる。しかし前頭側頭型認知症ではないにせよ、「キレる高齢者」は、神経細胞の脱落などにより前頭葉機能が低下していると見なしてわたしはかまわないと思う。ただ社会の変化という要因も関係していて、一昔前ののんびりした時代ならば耐えられた前頭葉が、慌ただしい現代社会の動きに耐えられず、「キレる」という形で悲鳴を上げているのかもしれない。

しかし、ここで考えてほしい。仮に認知症の患者が「自分の異常性」に対する認識、つまり病識を持ち続けたならば、どんなにつらい老後になるだろうか。自分が少しずつ日常生活に必要な機能を失い続け、家族や他人に迷惑をかけていく。それは、子どもの病気のように回復することはけっしてなく、自分らしさを失う恐怖と絶望があるのみである。認知症の人たちは、「自分の異常性」に気がつかないことも、余生を考える上で非常に大切なことではないだろうか。

神経細胞の異常から、自分の異常性が見えなくなっている人は、認知症を患う高齢者ばかりではない。小児に見られる「発達障害」も、神経細胞の発達異常が原因として考えられている。ところが、子どもの頃の発達障害にまつわる問題が、そのまま大人になっても引きずられる、あるいは社会と交わる大人になって表面化するケースが、最近は目立ち始めている。次章で登場する裕介もその1人だが、彼は自分の異常性を本当に認識できているのだろうか。

第7章

「悪気がない」という異常性

わたしは発達障害？

新患の患者は、紹介状を持ってきていても、問診票に必要事項を自分で記入してもらう。困っている症状に〇をつけたり、ほかの科にかかっていればそのことも書いてもらう。学歴や職歴は、精神科ならではの項目かもしれない。

今日の新患当番であるわたしは、いつもと同じように受付の大島さんから問診票を渡された。問診票でまず確認するのは患者の名前と性別、年齢だが、その下には「主訴」という項目がある。患者がいちばん困っていることを、患者の文章で表現する項目だ。当然ながら自分の異常性がわからず、家族や上司に半ばムリヤリ受診させられているような人は、この項目は空白か「自分はおかしくない」といった主旨が書かれているものである。

今日の新患は、森田裕介という27歳の男性である。名前、年齢の下にある主訴の記入欄には、こう書かれている。

「発達障害かどうか調べてほしい」

医局のＯＢが開業している江本メンタルクリニックからの紹介状も持参していた。しかし、紹介状の要旨は、発達障害の疑いであり、患者も貴院での検査・診療を希望している、という5行ばかりのシンプルなものである。江本クリニックも患者で非常に混んでいるので、詳しい検査や評価は行えないのは仕方がない。

わたしは、「またか……最近多いな」と思った。「発達障害疑い」「発達障害の精査目的」という受診理由は、たしかに増えてきている。問診票にさらに目を通すと、症状の欄では不安だけに◯がついている。もちろん、幻覚や健忘、妄想などには、◯がついていない。

目を惹くのは、学歴・職歴である。裕介は、偏差値でもトップレベルの旧帝国大学の工学部を出ている。さらに、母校の大学院を卒業後、一部上場もしている有名な商社に勤めている。他人から見れば知的にも高いエリート層で、社会的な成功は約束されたかのように見える。

問診票にざっと目を通したあとに、わたしはちょうど電話対応が終わって手が空いていた様子だった大島さんに、患者のことを訊いてみた。

「どんな様子の人かな？」

「あー、見かけは普通のサラリーマンですよ。ちょっと落ち着きはなさそうだけど、ちゃんと話はできますよ。育ちは良さそうですが」

受付の小窓から待合室をのぞくと、スーツを着た青年がスマホをいじっているのが見える。

平日の午前中の患者で、スーツを着た若い男性はあまりいない。とすれば、彼が裕介に違いない。たしかに外見上は、どこにでもいるような、普通の青年である。

わたしは問診票の記載事項を電子カルテにある程度記載し、準備を整えた上で裕介に診察室に入るよう、マイクでアナウンスした。

独特の思考と行動の傾向

「失礼します」

という声と同時に、診察室のドアが開いた。中肉中背の若者が、一礼して入ってきた。特徴のないグレースーツ姿で、黒いセルメガネをかけているあたりは、似たような若手社員はおそらく多いのだろう。

「はじめまして、わたしは今日担当する西多と申します」

「よろしくお願いします」

初対面の挨拶も問題はないが、診察室の彼方を細い眼でキョロキョロ見ていて、視線を合わせてくれない。もっとも、日本人では、アイコンタクトをちゃんととって会話をする人のほうが少ないかもしれない。

「発達障害かどうか、ということですね。どうしてそのように思われたんですか?」

「ネットや本の情報をいろいろ調査して、ほとんどが自分に該当していると思いました。上司や同僚からも、『お前は本当に空気読めないな。アスペなんじゃないか』って、よく言われるんです。善は急げで、インターネットで調べて見つけたクリニックに早速受診してみたんです。そこでは精密な心理検査ができなかったので、紹介状を書くから大学病院に行ってくださいと言われました」

受診することが善なのだろうか、というわたしの戸惑いなど気にしないかのように、裕介は話を続けた。どことなく爬虫類系の顔で、感情が表情に出にくそうな裕介だが、やや目尻がピクピク振動しているところからも、緊張は十分こちらに伝わってくる。

「発達障害って、最近増加傾向なんですよね。でも、大学病院じゃないと診断できないっていうのも、効率が良くありませんね。特殊な検査でもあるんですか」

熟語が多い堅苦しい言い回しで、どうもこの年代の話し方にしては不自然な気もする。それに相変わらず視線は合わない。合わせることを怖がっているというより、キョロキョロと自動で振動しているようにも見える。

「検査の前に、子どもの頃のあなたの様子や、今の生活で困っていることを確かめないといけません。今現在、困っていることは具体的にはどんなことでしょうかね」

「えっ、困っているというと、仕事でですか、私生活でですか？」

「まずは仕事からにしましょうか」

「いろいろあるんですが、職場の非効率性ですかね。プロジェクトは、ＫＧＩ（注：重要目標達成指標）じゃなくて、ＫＰＩ（注：重要業績評価指標）で評価しなければならないんですよ」

　裕介は仕事の内容をわたしに説明してくれた。なんでも有名な商社だとは言うが、専門用語が多く、門外漢のわたしには今ひとつ要領を得ない。医者でなくても、世の中の人はすべてこの用語を知っていると仮定しているような口ぶりである。そんな難しい用語はわかりません、という困惑の表情をわたしは浮かべていただろうが、裕介は気にする様子もない。

「最近読んだ本に感化されて、週に2回は何があっても定時退社することにしているんです。課長が怒ってきたときがありましたが、『そんなことだから生産性が上がらないんです』と苦言を呈しておきました」

　こんな部下がいたら、さぞかし扱いづらいだろう。裕介自身の生産性は、果たしてどうなのだろうか。

「人間関係のストレスでうつになる人も多いんですが、森田さんはその点はどうですか？」

裕介の自説ばかりを聞いているわけにもいかず、わたしは職場での人間関係をチェックすることにした。

「厳しい人もいますが、自分では円滑につきあっていると思います。上司も理解があります」

上司の苦労を想像できる力はないようだが、若者ならば仕方がない部分もあるだろう。

「子どもの頃はどういう子どもでした？」

「親は手のかからない子だと言っていましたね」

発達障害の診断には、生育歴が欠かせない。しかし、本人に訊いても子どもの頃のことなど忘れてしまっていて、参考にならないことが多い。よく通知表が参考になるとは言うが、最近の通知表は悪い評価をつけると保護者からクレームがあるせいか、評価が均等化している上に生徒の問題点を指摘するのを避けている傾向があり、これも昔ほど証拠能力があるとは言えなくなっている。

「何かハマっていたものはありました？」

「レゴに凝っていましたね。毎日やっていました。親も『頭が良くなる』と応援してくれて、どんどん買い足してくれました」

優秀な子どもは、レゴなどブロックに親しむことが多いと聞いたことがある。なんら悪いことではない。

「大学生の頃は、サークルとか入っていましたか？」

このとき、裕介の顔がやや曇った。

「実は……何もしていなかったんです。キャンパスライフというものに憧れて、ちょっとだけテニスサークルに入っていたんですが、女性と話が合わないので、行きたくなってしまいました。合宿で夜通し話すのも、苦手でしたし」

サークル活動をしない学生は増えているが、どうも人づきあいは上手ではなさそうだ。

この時点で、裕介には独特の思考・行動の傾向があることはわかったが、それが障害レベルなのか、個性の範囲内なのかは、まだわからなかった。そして、正常と異常の線引きが今後医学的にはっきりできるのか、それもまだわからない。

「たしかに発達障害、とりわけアスペルガー障害には似たようなところはありますが、障害と診断できるほどなのかは微妙ですね。心理検査などで評価を詰めれば、少なくとも自分の個性をより深く知ることができると思います。欲を言えば、脳波などを検査してほかの異常をチェックしておくこともおすすめはしておきます」

「脳波はいいです。てんかんではありませんし、お金がもったいないですから心理検査だけお願いします」

あたかも自分だけで方針を決めているかのような口ぶりで、裕介は自分の要望をわたしに伝えた。たしかに、ほかの疾患を積極的に疑う必要性は乏しいため、裕介の言うことには理がある。

「では、検査の予約をとりましょう。ただ、心理検査の結果だけで診断が決まるわけではないことは、承知しておいてください」

「わかりました。ネットでも、そう書いてありました」

心理検査の万能性にひと言釘を刺して、裕介との初診面接を終了した。裕介は退室するときに、一瞬だけわたしと視線を合わせた。

心理検査をしてみたが

「先生、森田さんの心理検査の結果が出ました」

高尾心理士が、医局でわたしに声をかけてきた。裕介の初診から、2ヶ月ほどが経っていた。当座は困っている症状も見当たらないので、2度目の診察は、心理検査の結果が出てからにしようということで、裕介も合意したのだった。

「どうだったかな」

「うーん、微妙ですね」

平成29年度（2017年度）から「公認心理師」として国家資格化される予定だが、このときはまだ旧制度の「臨床心理士」の時代である。心理士というとカウンセリングをイメージしやすいが、大学病院では、診断目的の心理検査が主要な臨床業務である。診断が難しい患者を治療するなど、高度な医療を提供しなければならない大学病院では、診断・評価目的の心理検査が中心となっている。カウンセリングは、外来クリニックで行われることが多い。

高尾心理士は30歳前の女性だが、物腰は柔らかく、仕事ぶりは堅実である。精神科医は心理学部（科）を卒業しているわけではないので、心理検査の詳細項目の隅々まで通暁しているわけではない。治療の上で大切なのは、能力のある心理士に検査目的を的確に伝え、検査結果を治療に役立つようにフィードバックしてもらうことである。

この検査がX点以上だから、Y障害と診断される、というようなクリアな基準は、精神医学の世界にはまだない。そうなったならば、精神科医による問診は不要になり、自動検査機があれば事足りることになるだろう。もっとも、未来はそうなるのかもしれないが。

「WAISとAQをやってみましたが、間違いなくアスペルガーというほどではないですね」

ＷＡＩＳとは、国際的に広く使われているウェクスラー知能検査のことである。しばしば耳にするＩＱ（知能指数）は、この検査から算出される。

「ＩＱは１１９でした。学歴通りですね」

高学歴者は、雑学を含めた知識量が豊富である。ＩＱが高く出るのは自然である。むしろ、高いＩＱの発達障害者は、現代国語はさっぱりできないが数学はダントツというように、ＷＡＩＳの中での項目間に差が激しいことがよくある。具体的には、「オランダの首都」など「知識」の項目は予想通り優秀である。しかし、紙芝居のようないくつかのカードを、ストーリーが完成するように並べ替える「絵画配列」という項目は、正直かなりお寒い得点数だ。

「得意不得意ははっきりしているということだな」

「絵画配列が苦手なのは、典型的かもしれません」

絵画配列は、登場人物の表情などから感情を読み取る力が必要になる。こういった社会性を量る項目は、たしかにアスペルガー傾向のある人の苦手なところだ。

「じゃあ、ＡＱも高めだよね」

「そうなんですが、これくらいの人はよくいますよね」

高尾心理士はにっこり微笑んで、検査結果の放つ異常性を和らげようとした。ちなみにＡ

Qとは、自閉症スペクトラム（後述）指数の略で、ケンブリッジ大学が作成した50個の質問によるアスペルガー診断テストである。ただこれは、インターネットからダウンロードして自分でできるものであり、病院に来て心理士が直接行う必要性はない。質問も、「よく人に失礼だと注意されるが、自覚がない」など、これにイエスと答えればアスペルガーに近づくのだなとわかるものがほとんどである。

「高尾さんには悪いけど、心理検査というのはいつも決め手に欠けるね。いやいや、悪気があるわけじゃないんだけど」

「いつもすみません」

高尾心理士は爽やかな笑顔で、わたしの毒舌をいなしてくれた。いつもながら、アスペルガー障害が血液検査、あるいはMRIや脳波などの異常によって診断できれば、どれほどクリアカットなことだろうと思う。

裕介の心理検査は、AQの結果は多少高めながらも、飛び抜けて高いというわけではない。WAISの項目間のばらつきが、あえて言えば傍証である。したがって、あくまでアスペルガー障害の特性をきちんと有しているか、そしてこの特性が大人になって突然現れたわけではなく、幼少時から現在に至るまで連続的に認められるかということが、重要になってくる。

こういうグレーな結果を前にすると、医学的に厳密な診断を検討して、下された診断を告げることが、果たして裕介の利益になるのだろうかと考えてしまう。早めに治療したほうがいい病気ならば、早く説明するにこしたことはない。しかし、裕介の場合は、どういう説明と対処をとったほうが、彼の今後に役立つのであろうか。

本人にどう告げるか

血液検査の結果を説明するのは、そう難しいことではない。一般には、コレステロール値が高い、ちょっと貧血気味ですなど、日々の健康談議と変わらない程度のものがほとんどだからだろう。

一方で精神科の検査の説明は、患者に対してデリケートな配慮を要することが多い。何より検査結果の解釈がはっきりしないものを、患者に明確に説明するのも無理があるが、「あなたの脳（こころ）には、こういう大変な異常が見つかりました」と言われたならば、ショックを受けない人はいないだろう。

裕介については、対人関係、コミュニケーションの問題に加えて、他人の思考や感情を思いやる社会的想像性に難があることは間違いない。ただ、幼少期からの発達特性は不明である。これをしっかり把握するには、母親から話を聞かなければならない。しかし、遠方にいるという母親を受診させる必要性がただちにあるかと言えば、そうではないだろう。

心理検査の結果も、グレーと言うしかない。これで日常生活に大きな支障が生じていれば、発達障害としてもいいのかもしれないが、裕介の場合は曲がりなりにも会社を含めた社会で、今のところは重大な問題なく機能しているようである。これを無理に「障害」にあてはめるメリットは少ないのではないだろうか。

診察時刻が迫るにつれ、電子カルテを見ながらどのように裕介に話したらいいのか、わたしの頭の中でのシミュレーションが行われたが、当然ドラマのようにシナリオを書くというわけにはいかない。相手の反応は、シナリオ通りにいくわけではない。あくまで、検査結果の説明であろうと、面接はいわゆる「生もの」である。ストーリーを大まかに組み立てた程度で、診察に臨むことにした。

診察室に入ってきた裕介は、特に初診のときと変わった様子はない。相変わらず、視線はなかなか合わせてくれない。

「心理検査はどうでしたか？」

「知能検査のほうは、結構難しかったですね。中学受験のときに、似たような問題を解いた記憶があります。アンケートのほうは、実はネットでもうやったことがあるんです。心理士さんには、黙っていましたが」

アンケートとは、ＡＱのことである。ネット情報で患者自身がある程度検査を進めていることも、珍しいことではない。

「さて、結果ですが……」

これがガンの検査結果の説明であれば、患者も家族も極度の緊張を強いられるであろう。しかし、心理検査の説明は、生命に関わる病気があるかもしれない緊迫感とは、ほど遠いものがある。裕介の表情に、特に新たな緊張感が加わった形跡はうかがえない。

「アスペルガー障害、今の医学ではアスペルガーやそれ以外の自閉症などを総称して自閉症スペクトラム症と言うのですが、その傾向はたしかにあります。平たく言えば『空気が読めない』というのが、それですね。心理検査の結果からも、相手の考えや感情にまで思いが至らない傾向が出ています」

「そうでしょうね」

やや強ばりがちな表情の中にも、自分の仮説が証明されたことによる満足が顔に出てしまっている。ある意味、正直だ。

「ただ、『障害』と診断できるほどではないと思います」

顔を出していた満足感が消えて、庭先にいるトカゲのような無表情に戻った。

「『傾向』はありますが、仕事もプライベートも大きな問題はないようですし、今のところは『個性』に近い気がします」

無表情ながらも、「障害」を否定された意外感と安堵感が漂っているように、少なくともわたしには見えた。

「心理検査でははっきりわからないんですか?」

「知識は十分すぎるくらい持っています。ただ、あの紙芝居みたいなやつ、あの成績が今ひとつです。そこが、アスペルガー傾向の一つの証拠と言えば証拠ですね。でも、そんな人はいくらでもいますよ、特に医者にね」

事実だから仕方がないが、医者には発達障害の特性を持つ者が非常に多い。医者を引き合いに出すと、患者は自身が持つ発達障害的な問題を悲観視せず、むしろ前向きにとらえることがある。

「先生も、アスペっぽいですよね。なんとなく」

「そういうことをズバッと言うところが、アスペルガーらしいと言うんです」

ここで裕介は、初めて自然な笑顔を浮かべた。共感性は、ちゃんとあるではないか。

「今日は知能検査の結果もお渡しします。あなたは頭がいいから、ネットで調べたりして、大まかには傾向がわかるはずです。障害ではなくとも、自分の欠点を知ることは、これからを生きる上で大切ですよ」

「わかりました」

このことを告げておくことは、重要である。今後状況が変化して、裕介の特性にとって寛容でない環境下に置かれれば、障害レベルに発展してくる可能性はゼロではない。

当然ながら、裕介の診療はこの説明をもって終了である。本人も、カウンセリングや治療を求めているわけではない。

「今日のところは発達障害やらアスペルガー障害ではないと聞いて、どうでしたか。やはり安心したのか、それとも予測に反したのか……」

「どちらもですね。これまで自分でも『なんでここでこの人怒るんだろう』という違和感はあったんですが、発達障害のことを知ったら、『自分もそうなのかも』と思えて、ようやくその原因が見つかったのかも、というスッキリ感はありましたね。でも正直、『発達障害』とお医者さんに診断されるのは、やっぱりイヤですよ」

「人生はまだまだこれからです。先々何か困ったことがあれば、来てください」

裕介の診察は終了した。しかし、これで裕介が精神科医療から永遠に無縁でいられるという保証はない。取り巻く人たちが裕介の特性に寛容でなくなれば、おそらく問題が生じてくるであろう。裕介が今日の結果を自らにフィードバックして、自ら克服できる力をつけていくことができるかどうかが鍵となろう。

どこまでが個性なのか

他人のことを、

「あの人はアスペっぽい」

と噂するのを耳にしたことがあるかもしれない。「アスペ」とは、言うまでもなくアスペルガー障害の俗な略称である。ただ、2013年に改訂されたアメリカ精神医学会の診断基準（DSM-5）では、発達障害やアスペルガー障害という用語はなくなり、「自閉症スペクトラム症」という精神障害に組み入れられている。これはあとで述べるが、大きな問題点がある。したがって、本書では旧称のアスペルガー障害で通すことにしよう。アスペルガー障害がどういうものか、ここで再確認しておく。


アスペルガー障害は「高機能広汎性発達障害」と呼ばれていたこともあるくらいであり、知的障害はともなわない。学校の成績は概ね優秀であることが多く、一流大学の学生にも、その目で見ればアスペルガー障害とおぼしき学生も少なくない。

アスペルガー障害を含めた発達障害の要因は、生まれつき脳神経細胞の発達が通常と違っていることによる。ＭＲＩなど現代の検査法では脳の異常を確かめることはできないが、脳の異常であることはほぼ間違いないと考えられている。したがって原因も不明だが、遺伝や胎児期・出生時の環境ももちろん関与しているし、未知の要因もあるかもしれない。

アスペルガー障害の主症状は、ＤＳＭ‐５の診断基準によれば以下の五つが挙げられる。

1. 社会性の障害（対人関係の障害）
2. コミュニケーションの障害（相互のやりとりが苦手）
3. 社会的想像力に乏しい
4. こだわりが強い
5. 感覚過敏（音や匂いに敏感）

社会性の障害については、アスペルガー障害の中にもいくつかのタイプがある。他人との関わりを求めない「孤立型」は、他人とのつきあいをせず、好きな電車やゲームばかりに凝っている青年などが例だろう。ほかにもタイプはあるが、裕介はさしずめ「積極奇異型」

になるだろうか。他人と関わることには関心はあるのだが、関わり方が不器用かつ不自然なタイプである。いわゆる空気が読めない、不思議ちゃん、と評される人たちである。

コミュニケーションの障害、社会的な想像力は、相互に不可分の関係だ。いわゆる「コミュ障」と言われる問題である。相手の考えを想像できずに、自分の言いたいことだけを言えば、会話は一方通行になる。逆に、相手に聞かれたことしか話さない、相手の話に興味をまったく示さないといった、極端に受動的な場合もある。目と目を合わせないというのも、コミュニケーションでしばしば見られる特徴である。さらに感情表出も苦手としていることが少なくない。笑顔が自然に出るような場面でも、硬い表情をしているということである。

本書のテーマでもある異常性や病識に関連させていくと、アスペルガー障害の症状、たとえば「空気が読めない」「目を合わさない」「独特の強いこだわり」を、病気あるいは障害と断じてしまっていいのかという問題がある。その点では、「アスペルガー障害」ではなく、「自閉症スペクトラム症」と、障害の文字を外したのは評価できるかもしれない。

しかし、大きな問題点もある。知的障害をともなう（広汎性）発達障害と、知的にはむしろ優秀なアスペルガー障害の区別そのものが廃止され、単一の「自閉症スペクトラム症」に包摂されてしまったことである。スペクトラムとは連続体・分布範囲という意味だが、知的障害をともなう発達障害とアスペルガー障害を連続的な一つの疾患とするとらえ方は、分子生物学的にも精神病理学的にも根拠に乏しい。むしろ、本来ならば個性の範疇であり精神科医など不必要なレベルのアスペルガー傾向の人を、精神科医療の世界に組み込もうというお節介とも考えられるのである。

現代社会とアスペルガー的特性

わたしは裕介を、今のところは個性のレベルに留め置き、精神科医療が関わることはむしろ治療的でないと考えた。人の個性を病気扱いしなかった、ただそれだけのことである。ただ、裕介自身も、幼少時から今を通じて感じている違和感は隠さなかった。学校では勉強かスポーツだけこだわってやっていればよかったが、社会人になるとそういうわけにもいかない。他人とのコミュニケーションが不可欠になってくる。そこで、問題が生じて精神保健のサポートを受ける場合もあれば、その人なりの対処や克服方法で乗り切って、発達・成長を続けていく人もいる。

むしろ最近では高名な科学者やアスリートなど、社会的に成功した人物がアスペルガー障害と診断されたことにより、アスペルガー障害に対する偏見が弱まったという見方もある。

アメリカの動物学の権威であるテンプル・グランディンは、アスペルガー障害と診断されながら、社会的成功を収めた人物の代表的な例である。

しかしながら、アスペルガー成功者をあまりに喧伝するのも賛同できない。なぜならば、障害レベルの症状を抱え、社会的サポートを必要とするアスペルガーの人がいるからである。最近では社会的成功者、たとえばスティーブ・ジョブズもアスペルガーだった、などという記事をときたま見る。たしかにジョブズにアスペルガーの傾向はあるかもしれないが、正式な診断を医師から受けたわけではもちろんなく、まして没後となってしまっては逸話ばかりが一人歩きしている。成功者伝説となっている人物にとっても、アスペルガー障害で実際に苦しんでいる人にとっても、どちらにとっても迷惑な話だ。

やはり、アスペルガー傾向を持つ人の社会機能は、ミクロに見れば職場など周囲の環境、マクロに見れば社会環境によって、大きく左右されるだろう。たとえば研究者などは、アスペルガー障害の人に向いている職業と言われる。黙々と一つのことにこだわって打ち込むアスペルガーの特性が、最大限に活かされるからであろう。余談ながら、医学部にもアスペルガー傾向を持つ学生は少なくない。膨大な知識の暗記を求められる医学は、まさに彼らの特性を活かせる領域とも言える。

異常か正常かは、時代背景によっても変わってくるかもしれない。アスペルガー障害の特徴として、数字や論理には強いが、感情表出や目と目を合わせる活きたコンタクトが不得手なことが挙げられる。ということは、接客や営業など巧みなコミュニケーション技術を要する業種に向かないことは明らかだろう。コミュニケーションをますます重視する社会の流れには、残念ながら抗えない。サービス業は目と目を合わせて人と交流するのが正しい人間の姿だという、過剰な「正常」規範の刷り込みもあるかもしれない。昔は職人気質の無口なプロフェッショナルも通用したかもしれないが、現代ではそんな人でも、プレゼンテーション、コミュニケーションを求められる時代である。

しかし、アスペルガー傾向のある人にとって時代が不利にばかり動いているわけではない。たとえば急速なIT化が著しい現代を生き抜くには、感情よりも論理優位のほうがかえって生き抜きやすい。こういった社会では、アスペルガー傾向は、障害ではなくむしろ強みとなる。人工知能やロボットの進出は、対人接触サービスを減らす可能性があることも、アスペルガー傾向の人にとってはプラスの要因なのかもしれない。

裕介のような人でも精神科外来に来てしまうのは、時代の流れだとわたしは思う。この事実を受け入れながらも、憂慮すべきは、アスペルガー障害とは診断できないレベルの人が、社会環境との摩擦から、自分の大切な個性を異常と見なしてしまうことである。正式診断名である自閉症スペクトラム症の中の「スペクトラム」が示すものは曖昧である。それだけに、自閉症スペクトラム症を自称してしまう者が増えてしまわないかが、危惧される点である。

裕介のような人は、扱いづらいのかもしれないが、周囲を振り回して翻弄することは少ない。基本的には相手に対する想像力は乏しく、自分の枠にはまった考え方の中で生きているからである。次の章では、もっと破滅的な人を紹介することにしよう。わたしの勤めていた病院の名物患者であった玲子を症例として提出する。愛情欲求を盾に、他人を振り回すのに長けている人である。

しかし第5章で登場した雅俊とは異なり、自己評価は低く、自分を傷つける行為を平気で行うなど、苦悩感、虚無感は非常に強い。玲子の自己破壊的で社会常識から逸脱した行動は数知れないが、その中の一部を紹介して、このタイプの人たちは自分の異常性をどう認識しているのかを考えたい。

第8章

「死にたい」は狂言か、本気か

当直医泣かせの常連電話

「精神科の当直の先生ですね。宮川先生かかりつけの中西玲子さんからお電話です」

窓のまったくない2、3畳ほどの窮屈な当直室の暗闇の中、事務からのPHSが鳴り響く。輝くPHSの液晶画面を見れば、午前2時である。午前0時頃に、薬の飲み方の問い合わせの電話があったが、そのあとは束の間の眠りに落ちていた。もっとも、いつベッド脇のPHSが鳴るかもしれない待機中では、深い眠りには入れない。

「ああ……、え、あ、そうですか。つないでください」

玲子は、夜間にかけてくる電話の常連である。若手に比べて当直回数の少ないわたしも、玲子とは丁々発止のやりとりを何度もしている。内心は、「また彼女か……」という、うんざりした気持ちが強い。しかし、患者からの電話を拒否することはできない。

接続時に生じる小さなノイズのあとで、いつものしおれるような声が聞こえてきた。

「今日は何先生ですか?」

今夜の事務は、当直医の名前を玲子には伝えなかったらしい。おそらく声でわたしであることはわかるだろうが、一応名乗っておかねばならない。

名前を伝えると、ややがっかりしたような吐息が聞こえた。

「眠れないんです。薬も効かなくて……」

「そうですか……最近は夜はなかなか眠れないんですか？」

主治医の宮川医師が処方した、不眠時に使う頓服薬を飲むよう指示するのが、合理的である。しかし玲子は、そんなことはすでに理解している。電話の目的は、今夜の不眠を解決する具体的方法の問い合わせなどではない。

「宮川先生の薬は、合わないんです。飲んでも全然効かないし、強い薬は出せないって。こんなにつらいんじゃ、死にたくなります」

自殺願望は、今に始まった愁訴ではない。ただ、以前は週に2、3度だった電話が、最近は連日であるところを見ると、精神状態は安定していないようである。

「そうかぁ。でも強い薬を出したがらないのは、あなたのことを心配してのことじゃないかな」

玲子はこの数年、薬剤の大量服薬による自殺未遂を年に3、4回は行い、その都度救急部に搬送され一命をとりとめている。本人の要求通りに安定剤を出せないのは、治療的にもやむをえない。

「なんで宮川先生の肩持つのかな」

急に口調がトゲトゲしくなる。察するに、主治医との関係がうまくいっていないようである。

「いや、肩を持っているわけではないんですけど……中西さんを心配してのことでしょう」

「見せかけでしょ」

「うーん、そうじゃないと思うけどな」

宮川に対して陰性の感情が向いている以上、あまり宮川の肩を持つのは、相手を刺激するだけである。はぐらかしながら、不満を吐かせて相手の感情の言語化を図るしかない。

しかし玲子の口数は、けっして多くはない。こちらから問いかけなければ、重苦しい沈黙が流れてしまうこともある。しかしこれまでの経験から、会話を早くまとめて切り上げようとすると、玲子は敏感にそれを察して食ってかかってくることも、わたしは承知している。

「最近、調子はどうなんですか?」

「あまりよくありません」

「何かあったんですか?」

「犬が病気になっちゃったんです」

とりとめのない内容であり、深夜に話さなければならない緊急性はどこにもないようである。しかし、病院とのつながりが、玲子の不安を多少は鎮めていることも事実のようである。

「それは大変だ」

深夜に起こされ、わたしも冷静さを欠き不機嫌になっているのは間違いないが、せめて相手に共感している姿勢は示し続けなければならない。

「先生は犬を飼ったことがあるんですか?」

「いや、残念ながらないですね」

「じゃあ、わたしの心配なんてわかんないね」

明日、いや当直明けの今日の通常業務を考えると、玲子に対して不快感が強まってくるのは、抑えようがない。

ある程度玲子の毒を吐かせたところで、電話の締めくくりをつけなければならない。基本的には深夜の電話では、お互い冷静さを欠いており、治療の根幹となる重要事項を話し合うべきではない。

「当直のときは、必要なことだけ話しましょうと、宮川も言っているはずです。眠れないのならば、不眠時のお薬を飲んで休んでください」

「結局同じことしか言わないのね、あなたたちって」

捨て台詞を吐き、玲子は突然電話を切ってしまった。とはいえ、これもいつものパターンである。ほかの医師が対応したときのやりとりは詳しくはわからないが、わたしが対応したときには、なかなか後味良く会話を終えることができたためしはない。

漆黒の暗闇の中で、ＰＨＳは淡い光を放ちながら午前2時半を示していた。いつもながらとはいえ、わたしの心拍はやや激しくなっており、玲子の攻撃性に意識は刺激され、目は異様に冴えてきてしまった。明日、いや今日も寝不足のまま遅くまで仕事をしなければならないかと思うと、当直室の闇以上に暗澹《あんたん》とした気持ちになってくるのを、どうすることもできない。

主治医の苦悩

午前7時半。医局のまわりをうかがっても、まだ誰も出勤している様子はない。ソファに座り病院内のコンビニで買ったサンドイッチを食べながら、当直日誌には、中西玲子から電話があった事実だけを書き留める。

当直日誌のページをパラパラとめくると、ほぼ連日玲子からの電話が続いていることがわかる。休日などは、1日に2度3度も電話を入れているようである。

いったん自室に戻りメールをチェックし、再び医局を訪れると、宮川が当直日誌を眺めていた。わたしに気づくと慌てたように、

「先生、おつかれさまです。夜中の電話、申し訳ありませんでした」

自分の受け持ち患者が当直医に迷惑をかけたときには、儀礼上患者に代わって謝罪することは、医者の間では少なくない。それよりも、主治医として宮川がつらい立場に置かれていることに同情するとともに、なんとか玲子が安定に向かう方法はないものか、意見を言いたくなるのも部外者の心情である。

「中西さんは、不安定になるといつもこうだからな」

わたしは、同僚に迷惑をかけていることを気に病んでいる宮川にプレッシャーをかけないよう、声をかけた。

「昼間にも電話が多くて、困っているんですよ。忙しいと言うと、そうやって見捨てるつもりでしょと、すごんでくるんです」

とってつけた苦笑からも、宮川が玲子に振り回され、かなり困惑していることが見てとれる。

「救急部に搬送されないところをみると、大量服薬や派手なリストカットはまだしていないようだが……」

「いえ、時間の問題だと思います。直接わたしには言わないのですが、どうも交際相手とうまくいっていないようなんです。それで、わたしにますます依存的になっている気配が強いんです」

宮川は地元の大病院の御曹司で、外見上もイケメンの好青年である。性格も温厚で人を疑うことがなく、良くも悪くも人がいい。この人の良さが災いし、他人の攻撃的な要求には、あからさまに動揺しやすい弱点がある。宮川のこういった長所が、玲子の依存性を増長させる要因となっているのは、間違いない。

「このままでは、お互いにいいことにはならないな。一度全体のカンファレンスに出してみたらどうだ」

難しい問題は共有するのが、治療者にとっても患者にとってもプラスになる。もっと適切な治療法、対処法が見つかるかもしれない。

「そうですね、わたしにもちょっと手に負えなくなってきましたから」

救いの手が見つかったように、曇っていた宮川の表情が一瞬だけ晴れた。来週のカンファレンスに玲子の症例を提示することを約束して、お互いにそれぞれの持ち場に向かった。

しかし、玲子の検討は、不意に意外な形で行われることになる。

救急部での傍若無人

救急部に玲子が搬送された情報が医局に伝わったのは、その翌々日の朝であった。院内対応の当番医である石田医師が救急部から連絡を受け、狼狽してあちこちの上級医に相談をしたところから、皆の知れるところとなったからだ。

医局のソファには、わたしを含めて5、6名の医師が集まり、対応を協議することとなった。えてしてありがちなことだが、主治医の宮川はメンタルクリニックの外勤に出ている曜日であり、連絡をつけることはできるが、直接は動くことができない。ここは病院にいるスタッフで、乗り切らなければならない。

「もう一度整理して話してみろ」

たまたま居合わせた小川准教授が、いつもの権高《けんだか》な口調で石田に説明を求めた。若手で気の大きくない石田は、小川准教授の口調に気押《けお》されたかのように、震えと吃音とが入り交じった聞き取りづらい話しぶりで、説明を始めた。

「えーとですね、夕べというか深夜にOD（過量服薬）して、自分で救急車を呼んだようです。飲んだ薬の量は、眠剤が20錠に抗うつ薬が……詳細はわかりませんが、救急部によれば身体的には別状なく問題はないそうです」

「宮川君も、そう多くは薬を出していないだろうからな」

同僚の遠藤医師が如才なくフォローしたが、1回の処方量や日数は制限していても、長い間に薬をこっそりためている患者も少なくない。宮川の配慮は、過量服薬に対しては万能ではない。

「だったら、そのまま帰宅でいいんじゃないのか。明日宮川君の外来を受診させればいい」

小川准教授はあたかも方針はもう決まったかのように、石田に言い放った。たしかに、身体的にも精神的にも仮に問題がなければ、小川准教授の方針で問題はないだろう。

「いえ、しかし……」

「しかし、どうしたんだ」

「中西さんが、早く宮川先生に会わせろ、さもなくば精神科に入院したいと、騒いでいるんですよ。そうしなければ、今度は手首を切ってやると脅しています。救急部の看護師や研修医を怒鳴りつけたり、食事をひっくり返したりして、もう救急部はカンカンです」

救急部に勤めて長いスタッフは、幾度も救急部に搬送歴のある玲子の傍若無人ぶりには、ある程度免疫がある。ところが比較的新しい、若いスタッフは、玲子の攻撃性に過敏に反応してしまう。何でも玲子のあまりの癇癪に、泣き出してしまった新採の看護師もいたようだ。

「困ったことになったな」

石田医師だけでは対応が難しいことは明らかであり、結局外来医長のわたしがバックアップに入ることとなった。

うかがいしれない家庭の薄幸

わたしにとってはとんだとばっちりだが、トラブル処理は中間管理職の定めである。また、玲子を2年前に同じ救急部で診察したことがある。そのときはリストカットの治療後の処置であったが、そのときの彼女は初期胃ガンを患っていた母親も抱えており、わたしの説得に素直に応じて、抵抗なく自宅に帰った記憶がある。

石田は、相変わらず動揺した様子でわたしにあれこれ問いかけてきた。わたしから安心するような回答を引き出して、自分の不安を少しでも和らげたい無意識的な意図が伝わってくる。

「もしも頑として家に帰ることを拒絶したら、どうしましょう?」

「真っ当な入院目的があれば、入院を受け入れてもいいんじゃないかな」

もしも玲子がいまだに切迫した自殺の意志を持っていれば、精神状態の再評価が必要になる。場合によっては、本人の理解が得られなくても、精神科に入院という流れになるかもしれない。

「あの人の自殺は、はっきりいって脅しですよ。本気で死にたいわけではないでしょう。これまでの言動からもはっきりしています」

「そう決めつけるのは、良くないし危険だ」

内々はわたしも、石田のような意見を持っている。しかし、本気で死ぬ意志がないような、他人の関心を惹くための自殺企図だとしても、時には本人の思惑に反して本当に成功してしまい、あの世で後悔に暮れている人は少なくないと思うのである。

なるべくネガティブな先入観を持たずに、患者と会うほうがよい。救急部の自動ドアを抜け、スタッフルームで看護師に玲子の居室と状態を確認する。

「2号室です。今は、おとなしいですけど、さっきまですごい剣幕でした」

ベテラン看護師は、わたしたちの質問に端的に答えてくれた。時に玲子への不満をわたしたちにぶつけてくる医師や看護師もいるが、無理もないと思う。それだけに淡々とした応対は、何よりもありがたい。

玲子の居室は2人部屋ながら、ほかのベッドは空いており、実質は個室のような状態だった。玲子は不機嫌そうな表情で、ベッドに横たわり窓の外を眺めていた。化粧気はないが、目鼻立ちのはっきりした顔立ちは美人の範疇には十分入り、かもしだすその薄幸さも相まって、男性にとっては蠱惑《こわく》的でもある。カルテでは27歳となっていたが、年齢にふさわしくない動物柄のパジャマを着ているせいか、実年齢よりは幼く見える。過去に婚歴もあると聞いたことがあるが、宮川も把握しているかどうか定かではない。

わたしと石田は、今日の担当医であることを話し、ベッド脇にかがんで玲子を見下ろさないような姿勢をとった。

「気分はいかがですか?」

石田が儀礼的な調子で、玲子に尋ねた。

「よくはありませんね。見ての通りです」

棘の刺さったような対応だが、あからさまな憤怒や拒絶ではない。少なくとも、話はしてくれるようである。

気の小さい石田だが、患者の話を傾聴する素振りは上手である。ここは余計な口出しは控えて、石田に任せてみることにした。

「自殺未遂をしたとうかがいましたが、やはり何か大事なことがあったんでしょうか……宮川にしか話せないこともあるでしょうが、わたしでできることがあれば、話を聞きます」

玲子は石田の白衣ポケットにだらしなくぶら下がっているネームプレートを見て、

「石田先生ですね、いつも夜に電話でつきあってくれている」

「そうです」

若手の石田は、年輩のわたしに比べて当直の回数が多い。自然と、最近の玲子とやりとりする機会も増えている。

「じゃあ、後ろの偉そうな先生じゃなくて、石田先生と話したいわ」

どうやら、わたしは嫌われているようである。わたしは玲子の意志を尊重し、面談を石田に任せることにして、後ろで2人の会話を見守る立場になった。

「さぞかし先生たちは迷惑しているでしょうね」

「いえ、そんなことはありません。宮川先生も中西さんのことは心配していました」

「そうですか、でも、今日は宮川先生、いないんでしょ」

宮川のスケジュールは把握しており、いろいろと悶着はあったようだが、信頼関係は健在のようである。緊張に満ちた険しい表情にも、眉間にはわずかに緩みが生じてきている。

「薬をたくさん飲んだときの状況、覚えていれば教えてもらえますか。中西さんの治療にも関係することです」

「お母さんとケンカしちゃったのよ」

あっけらかんと、母親との軋轢を理由に挙げた。宮川からの又聞きだが、玲子の家は母子家庭で、離婚した父親はアルコール依存傾向が強く、母親や玲子に暴力を日常的に振るっていたという。

「また、どういう理由で」

「もう知っているじゃないですか？　またつまらない男とつきあっているんですよ。わたしの生い立ち、わかっているんでしょ？」

まだ結論づけるのは早計だが、母親の異性関係がどうやら玲子の不安定の遠因のようである。ここで幼少時の家庭内暴力や虐待の過去に触れることは、不安定の炎に油を差すことになる。あくまで表面的に話を聞いていくのがベターだ。

玲子は、ぶっきらぼうながらも話は淡々と続ける。

「そいつが、また酒癖が悪いんだよね。母さんのつきあう相手は、いつもそうだけど」

母親の交際相手のことを話すうちに口論となり、興奮のあまり先週処方された向精神薬を、いっぺんに飲んだらしい。

「どういう気持ちで、薬を飲んじゃったんでしょうね」

詰問調にならないところは、石田のマイルドな口調に負うところが大きい。

「それが、あまりよく覚えていないんですよ。カッとなったり、ヘンなことを思い出したりすると、わたし意識が飛んでしまうらしいけど」

敬語とタメ口が交じった奇妙な話しぶりながら、よく喋ってくれる。

「たまに『お前なんか死ね』っていう、先生たちがいう『幻聴』も聞こえるときがあって、そういうのも自殺未遂には関係しているかもね。宮川先生には話しているけど、あの先生もどうしようもないわって顔で、聞いてくれるけど」

そのあとも、とりとめのない会話が続いた。こちらからはあえて突っ込んだ質問はせず、聞き役に回ることに専念した。というより、入院ないし退院などこれからどうするかという肝心な話し合いをしたいところだが、玲子にとって刺激になり、いきなり感情が激変する可能性もある。

ところがこちらの懸念など気にしないかのように、突然玲子はこう言い放った。

「家に帰るわ。ここにいてもしようがない」

わたしは、玲子の精神状態の評価、中でも再び自殺未遂を犯さないかどうかの確認は欠かせないと考え、それを確認しようと口に出そうとした。ところがそれを察したかどうかわからないが、玲子が機先を制した。

「大丈夫、明日宮川先生に会うまでは、自殺はしないから」

わたしの目を見て言うあたりは、精神科医の対応などすでにお見通しなのだろうか。いずれにせよ、すっかり落ち着いた、われわれより冷静な口調でこう宣言されてしまった以上、強制的な医療保護入院など考えられない。

「宮川先生の診察時間は、決まっていますか？　何なら、わたしたちで予約をとりますが」

「明日の10時に来ます。金曜日の10時ならば、会ってくれることになっているから」

宮川との間で、そういう治療契約があるらしい。

「では、お母さんに迎えに来てもらいましょう。わたしが連絡してもいいですが……」

「もうおそらく病院に来るから、大丈夫。さっきLINEでレスがあったから」

わたしたちより、ある意味慣れていて段取りがいい。

救急部の担当医に玲子が退院することを伝え、わたしたちは救急部をあとにした。

父性の欠如、母性の過剰

玲子が退院した日の夕方、外勤を終えた宮川が医局に現れた。石田はすでに帰宅しており、わたしが事の顚末を宮川に伝える役割となった。

「そうでしたか、ご迷惑をおかけしました」

「石田君が頑張ってくれたおかげだね」

「明日礼を言っておきます」

「今日のところはおとなしく帰ったけど、これからどうするかがまた難題だな」

「実は、入院も考えているんです。いえ、大学病院ではありません。わたしの実家です」

宮川の実家は、地元でも有名な精神科病院である。激しい興奮や自殺企図をともなう患者の対応は、装備が手薄な大学病院よりも優れている場合も少なくない。

「でも、本人がうんと言うかな」

「このところ、情緒不安定だけでなく、幻聴や解離症状もかなり目立つんです。実のところ母親も困っていて、わたしに内密に相談してくるんです」

「母親の交際相手のことがかなりショックのようだけど」

「男性に敏感なことも知っています。本人はあくまで語らないですが、幼少時の父親からの虐待は、相当のものだったようです。一度だけ、毎晩悪夢に出るとポツリと言ったことがありました。ただそのことも、他人には言いたくないようです。他人に漏らすことで、音信不通の父親がまた襲ってくるのではという、ありえないですが、恐怖感もあるようです」

「だったら、入院は早いほうがいいんじゃないのか」

「でも、母親の腹が決まらないんです。家では娘の不安定な状態にオロオロしていますが、入院となると罪悪感が消えないようで。自分ではどうにも決められないようです」

こういった不決断・他者従属の性格が、支配的な男性との親和性につながるのかもしれない。玲子も、それをよく知っているのだろう。

「まあ今回のこともありましたから、母親を強く説得します。今回は、折れてくれると思います」

宮川は今回の自殺未遂の一件で、むしろ自分の方針に確信を持ったようであった。困惑ではなく自信を持った表情で、宮川はわたしに別れを告げ家路についた。ここまで至れば、玲子からの信頼を得ている宮川の方針に、異論を唱える理由はどこにもない。

予期せぬ結末

玲子はあのエピソードの1ヶ月後に宮川の実家の病院に入院したらしく、当直中の電話もなく突然の救急受診も途絶え、大学病院からは完全に治療先を移った形になっていた。宮川も半年後に実家の病院に副院長として戻ったこともあり、徐々に玲子のことがわたしの記憶から薄れていくのは自然であった。

1年半ぐらい経ったあとだろうか。医局の廊下で、宮川と偶然にも鉢合わせすることがあった。何でも、山口教授に挨拶がてら医師派遣の相談に訪れたのだという。

「病院経営も大変そうだね」

「まったくです。先生も手伝いに来てくださいよ」

「まあちょっとゆっくりしていかないか」

さながら宮仕えに喩えられる大学病院勤めもストレスだが、個人病院も厳しい経営面と難しい医師確保など、管理者のストレスは相当なものだと聞く。そのせいかイケメンの宮川にも白髪が増え、急に老けたような印象を受けた。

医局のソファでコーヒーを飲みながら、宮川が取り組んでいる病院経営改善策、院長である頑固な父親への愚痴に耳を傾けることになった。愚痴りながらも、仕事にはやりがいを見出しているようである。

「大学病院も大変ですか」

という宮川の問いから臨床の話題となったが、わたしは玲子の端正な顔が脳裏にふと浮かんだ。玲子が今どうしているか、知りたくなった。

「そういえば中西玲子さん、今はどうしているの？」

笑顔で話していた宮川の顔が急に曇った。聞いてはいけないことを聞いてしまった雰囲気が、両者の間で漂った瞬間、

「彼女は亡くなりました。自殺されてしまったんです」

わたしは二の句が継げず、申し訳なさそうな顔をしているのが精一杯だった。宮川の患者の中でも玲子は、手はかかるが治療にエネルギーを投入していたことは傍目《はため》からも明らかだっただけに、落胆も無理はない。わたしも患者に自殺されたことがあるが、直接的ではないにせよ、自分が自殺を間接的に幇助《ほうじょ》してしまったかのような罪悪感に襲われるものである。自分の医療技術にも自信を失い、自己嫌悪に陥る。患者の家族からはほとんど接触もない場合もあれば、激しくなじられる場合もある。ドライに割り切れるものではもちろんない。

「正直、大量服薬だのリストカットは、関心を惹くアピールだとタカをくっていました。それが……半年前のことです」

「そうか……」

「本人は意識を失う前に、救急車を呼ばなかったのか」

「手元に携帯もなく、母親の外出時を狙ってやったらしいんです。ただ薬剤の量は致死的ではなかったようで、もしかしたら不整脈など予期しないことが起きたのかもしれません」

あえてそれ以上は訊くことも控えるべきかと思ったが、宮川はむしろ他人に話したいようであった。大学病院の頃と違い、経営陣でもある副院長という立場は孤独なのかもしれない。

「精神的には良かったんです。入院して、ずいぶん落ち着きましたから。本人も、珍しくこれからの希望を言っていましたから。だから、今でも謎なんです。ただもしかしたら、安定してきたことで、わたしを含めて他人の関心が惹けなくなってきたことに、不安を感じていたのかもしれませんね。『この患者は、自殺なんかもうしない』と心配されなくなるのが、いちばんの恐怖だったんでしょうか」

玲子は宮川含めて他人を試そうとして自殺を試み、本人の意志に反して成功してしまったのかもしれない。ただ玲子が後悔しているのかどうかを実証するのは、永遠に不可能になってしまった。

手厚い医療体制の落とし穴

玲子は、「境界性パーソナリティ障害」と診断することができる。この障害では、玲子を見てもわかるように、医師に依存してくる傾向が強いと同時に、医師に嫌悪感を抱かせる言動をとる患者も少なくない。えてして感情的なやりとりが増えてしまい、結果的に患者の情緒不安定がかえって強まるということも言えるだろう。現代では、表面的な受容を心がける「傾聴」中心の接し方や、食事・睡眠や感情コントロール法など生活指導を中心とする認知行動療法的アプローチが主流となってきているのも大きな要因である。

境界性パーソナリティを語る前に、「境界性」とは、何と何の境界を指しているのかについて考えてみたい。境界性パーソナリティのルーツは、1970年代以前の精神分析の考えにさかのぼることができる。それ以前に、ありきたりの軽症と見られる神経症患者の多くが、実際には一見するより病態がずっと重症であることに気づいたのである。患者に長椅子に横たわってもらい、フロイトが行っていたような精神分析的な治療を行うと、制御不能な激しい怒りや別人格の出現など、さまざまな予想しがたい症状を示す患者群がいることがわかってきた。その患者群は、幻聴や被害関係妄想など、統合失調症に見られるような精神病症状をしばしば呈する場合も少なくなかったからである。

このような「神経症」と「精神病」との境界に位置しているように見える患者群は、失業や過労などといった一時的なストレスなどではなく、正常人に見られる葛藤には基づかない、一生を通じたその人の人格、つまりパーソナリティが問題であることがわかってきた。こうして、「境界性パーソナリティ」なる用語が一般的となり、これによって社会機能が障害されている状態が、「境界性パーソナリティ障害」と診断されるようになったわけである。

玲子のように情動制御に問題を抱える境界性パーソナリティ障害のもっとも特徴的な病理は、治療過程において患者が治療者から見捨てられたと感じ、治療関係が困難になるという点である。玲子は主治医の宮川に対して、医師としての尊敬とは別種の、好意にも似た感情を示しており、宮川もその好意的感情を巧みに利用していたうちは、治療関係がうまくいっていた。フランスの思想家、ミシェル・フーコーは「人びとがお互いに自由であればあるほど、他者の振舞いを決定しようとする相互的な欲望も大きくなります」と述べた。この病理は、境界性パーソナリティにとっては顕著極まりない。ただ玲子のようにまわりを振り回すような患者に対しては、医師も人間なのでネガティブな感情を持たざるをえない。おそらくは宮川の玲子に対するネガティブな感情が玲子に見透かされ、「見捨てられ不安」の強さもあり、不本意な自殺を成し遂げてしまったのだろう。

玲子が自分の異常性を、どの程度洞察していたかも、難しい問題である。少なくとも、統合失調症や認知症のような病識の欠如はないであろう。むしろ、自分の不完全な点に対する気づきが強すぎることが、この人たちの異常性かもしれない。それは、おそらくは幼少期の暴力や虐待など心的外傷（トラウマ）を経験していくことで、より感度を強めていったとも考えられる。

宮川の治療方針が最善だったかどうかは、誰にも評価を下すことはできない。ただ言えることは、国民皆保険制度を敷く日本の高度医療機関では、患者の具合が悪ければ、単なる風邪であろうと、昼夜休日を問わず、いつでも診療できる患者中心の医療サービスの提供が当然と見なされている。この恵まれた医療環境の中で、玲子のような境界性パーソナリティ障害を持つ患者は、リストカットや過量服薬を行い救急部や精神科を頻繁に訪れる。したがって、患者に手厚い医療体制自体が、患者を医療に依存的にさせてしまう欠点を持っている。いわば、過剰な医療自体が、治療とは逆に病態をより重症化させているケースもあるわけである。

わたしの経験や先輩医師からの教えでは、「死にたい」と医師の注意をあたかも惹きたいかのごとくにアピールしてくる境界性パーソナリティ障害の患者に対して、「本気で死ぬ気はないのだ」と油断することは禁物である。玲子のように自殺が成功する事例も珍しくないと考えられる。

では、境界性パーソナリティ障害の人に救いがないかといえば、けっしてそうではない。境界性パーソナリティ障害の人は年齢を重ねることと良きパートナーを得ることなどで、落ち着きを回復し治療の必要性がなくなるケースも少なくない。自分の不全性に対する過剰なまでの気づきが、鈍くなるからでもあるだろう。心的外傷を癒やしてくれる、愛情でつながる他者の存在も、もちろん大きい。結果論だが、玲子がもっと年齢を重ねることができたならば、精神科の治療を終結させるという、もっとも理想的なゴールを迎えることができたかもしれない。もっとも、草葉の陰で玲子がどう思っているかは、誰も知る由もない。

エピローグ――今後の課題

この本では、さまざまな「自分の異常性」に気づかない人たちを取り上げてきた。ひとくくりに「心の闇」と表現するのは安直なのかもしれないが、他人の心の闇に光を当てることは、けっして気持ちの良い作業ではなかった。読み疲れた読者もきっといるだろう。

そもそも、わたしたちはどのようにして、ほかの人の心の状態が異常だ、病的だと判断しているのだろうか。執筆を通して、「異常性」とは何かをもう一度考え直してみたが、わかりやすく説明することがけっして容易ではないことにあらためて気づかされた。自分がまわりから浮いていても、逆にまわりに浮いている人がいても、「異常」と感じることがある。「異常」という概念は、自分と周囲の評価が一致しないときに、生じてくるのかもしれない。許容できる異常性なのか、許容できない、あるいは治療介入すべき異常性なのか、これは現代でも判断が大きく分かれる問題である。

実際のところ、自分のものであれ他人のものであれ、なんらかの心の状態について、何か確かなことを知ることなどできるのだろうか。

わたしが医学生の頃、ある総合病院の精神科を見学に訪れたことがある。そこを案内してくれた年輩の医師が、わたしが会話を交わした初めての精神科医なのだが、「この人は人の心をすべて見透かしているのではないか」と、畏敬を含む恐怖心を抱いたのを覚えている。

いつしかわたしもベテランと呼ばれる精神科医になったが、人の心をすべて見通すことなど到底できるはずもなく、基本的な診断・治療ですらもけっして簡単ではないことがわかった。現代の精神医学においては、ＤＳＭ（アメリカ精神医学会による精神障害の診断基準）による診断法は万能とは言えず、実用に堪えうる臨床検査法もいまだ持ちあわせていない。他人の異常性を科学的に指摘するなど、もしかしたらおこがましい状態なのかもしれない。

ただ精神科医として言い訳をするならば、異常性が患者を苦しめているならば、救いの手をさし伸べるために、こういった人たちの異常性を、その人たち以上に、より深く理解する必要性があると考えるのである。

「異常性」の中でいちばん程度が軽く、誰にでも生じうるものは「否認」である。たとえば、愛煙家が喫煙の危険性について「タバコを吸っていても長生きする人はいる」「愛煙家にも人権がある」など、科学的にこれでもかと実証されている有害な影響をあれこれ理屈をつけて否認するのは、よく見られることである。また仕事での失敗も、「そんなはずはない」「これは相手が悪い」と、表面上は取り繕おうとしても、内心ではなかなか受け入れられず否認する。

そして、否認よりももっと重症なのは、本書の重要なテーマである「病識欠如」である。昭子の母は、その最たる例である。精神病性の重症なうつ病に陥った官僚の恵一郎も、自分の評価がまったくできなくなっている。自分の病的な気分変動に気がつかない徹也も、またしかりである。過剰な否認が、「異常」ととらえられるのは、この本で紹介してきた人たちを見てもわかる。彼・彼女らは概ね他人の「お前はおかしい」という評価や、自分で感じている違和感を、認めようとはしない。

しかしながら、自分にとって都合の悪いこと、違和感を覚えるものを否認するのは、ある意味正常なことではないだろうか。何かしっくりこないものに対する気づきがある程度欠如している、鈍感なことが、心理的に正常である証なのかもしれないのである。

たとえばうつ病を患った恵一郎は、違った観点から見れば、あたかも噴火した火山のふもとや激しく交戦している戦場にいるかのごとく、人生に容赦なく降りかかってくる石や銃弾に敏感すぎるという見方もある。結果論だが、もしも恵一郎が過酷なストレスに対して鈍感な部分があったならば、入水には至らなかったかもしれない。

何が「正常」であるかを証明し確立するのは、非常に難しいことである。実はそんなことは答えを出すのが不可能な命題であり、わたしたち、とりわけ精神科医や心理学者は、ないものねだりをしているのかもしれない。精神医学の無力ぶりをあざ笑うかのように、世の中には心の病気など存在しない、強制的な精神医療は百害あって一利もない、精神科医や向精神薬など無用の長物である、という極論を語る人たちもいる。

しかし、重篤な心の病気と診断された人たちが、治療を受けずに他者に危害を加えたり、自殺に及んだりする事例は後を絶たないわけである。その意味でも、軽微な「異常」は、「正常」と区別することは難しいが、統合失調症や精神病性のうつ病、双極性障害、認知症などは、明らかに「病識」の障害をともなう。精神医学が診断や治療において未熟であることは間違いないが、だからといって介入をまったく放棄してしまうことは、人間社会の利益にはならないというのがわたしの考えである。

本書を通して、異常性に気がつかない人を治療する必要性だけでなく、正常・異常を判別することが専門家でもいかに困難かを、知っていただければ幸いである。本書で取り上げたのは、数多くいる異常性に気がつかない人たちの、ごく一部に過ぎない。たとえば、殺人や傷害など犯罪行為を犯した人たちの中には、精神障害のため刑事訴追されず措置入院となる症例もある。しかし、社会問題となっているこの問題を解説するには、わたしよりも司法精神医学の専門家が適任であろうと考え、題材から外したことを付け加えておきたい。

最後に、草思社の吉田充子さんには、編集の労を取ってくださったことを感謝したい。ともすれば難解な学術書になりそうな重苦しいテーマを、構成から表現に至るまで、多大な助力をいただいた。また参考文献の中でも、21世紀の精神医学に多大な影響を与えているナシア・ガミーの著作に刺激されたことを付記しておく。病識の古典的教科書であるカール・ヤスパースの書は非常に難解であり、これをアメリカ流のプラグマティズムを用いて実用的に解説したガミーの仕事には、あらためて敬意を表したい。また本書で登場した患者がフィクションながら、まったく想像上の架空の人物たちではないことは、「はじめに」で述べた通りである。わたしを育ててくださった患者ならびに医療関係者の方々に、心より感謝を申し上げてこの本を締めくくる。

参考文献

加藤敏、神庭重信、中谷陽二ほか(編集)『現代精神医学事典』弘文堂、2011年

日本精神神経学会(日本語版用語監修)、高橋三郎、大野裕(監訳)、染矢俊幸、神庭重信、尾崎紀夫、三村將、村井俊哉(翻訳)『DSM−5 精神疾患の診断・統計マニュアル』医学書院、2014年

カール・ヤスパース(著)、西丸 四方(翻訳)『精神病理学原論』みすず書房、1971年

ヴィクトール・E・フランクル(著)、池田香代子(翻訳)『夜と霧』みすず書房、2002年

池淵恵美「「病識」再考」『精神医学』46巻8号、2004年、pp806−819

西園昌久「「継往開来」——操作的診断の中で見失われがちな,大切な疾病概念や症状の再評価シリーズ「病識と病態」」『精神医学』56巻6号、2014年、pp549−551

土居健郎「病識の問題」『精神神経学雑誌』63、1961年、pp 430−431

Gitlin M, Nuechterlein K, Subotnik KL, Ventura J, Mintz J, Fogelson DL, Bartzokis G, Aravagiri M. Clinical outcome following neuroleptic discontinuation in patients with remitted recent-onset schizophrenia. *Am J Psychiatry*. 2001;158(11):1835−42.

Sevy S, Nathanson K, Visweswaraiah H, Amador X. The relationship between insight and symptoms in schizophrenia. *Compr Psychiatry*. 2004 Jan−Feb;45(1):16−9.

ナシア・ガミー(著)、松崎朝樹ほか(翻訳)『気分障害ハンドブック』メディカルサイエンスインターナショナル、2013年

マイケル・S. ガザニガ(著)、藤井留美(翻訳)『〈わたし〉はどこにあるのか: ガザニガ脳科学講義』紀伊國屋書店、2014年

Ohayon MM, Schatzberg AF. Prevalence of depressive episodes with psychotic features in the general population. *Am J Psychiatry*. 2002;159(11):1855−61.

Coryell W. The treatment of psychotic depression. *J Clin Psychiatry*. 1998;59 Suppl 1:22−7; discussion 28−9.

加藤敏『精神病理・精神療法の展開——二重らせんから三重らせんへ』中山書店、2015年、pp220−235

古茶大樹「病識を巡って」『精神科治療学』30巻9号、2015年、pp1147−1152

ナシア・ガミー(著)、村井俊哉(翻訳)『現代精神医学総論』みすず書房、2009年、pp277−283

著者略歴――――
西多昌規 にしだ・まさき

精神科医・医学博士。スタンフォード大学医学部精神行動科学客員講師。石川県出身、東京医科歯科大学卒業。国立精神・神経医療研究センター病院、茨城県立こころの医療センターなどで精神科医としてのトレーニングを積む。ハーバード大学医学部精神科研究員、東京医科歯科大学助教、自治医科大学講師として勤務。大学病院精神科では、数多くの患者を診察するだけでなく、医学生・研修医の教育・指導を行う。メンタルクリニックや企業産業医としての診療経験も豊富である。日本精神神経学会専門医、睡眠医療認定医など、専門医資格も多数持つ。専門はうつ病や睡眠障害を中心とした臨床精神医学・睡眠医学、脳波・脳機能画像などを扱う精神生理学。国内外の専門誌に学術論文を精力的に発表している。現在はスタンフォード大学医学部にて睡眠医学の在外研究を行っている。

自分の「異常性」に気づかない人たち
病識と否認の心理

2016年11月25日 第1刷発行

著者 西多昌規
装幀者 川上成夫＋川﨑稔子
発行者 藤田 博
発行所 株式会社 草思社
〒160-0022 東京都新宿区新宿5-3-15
電話 営業 03(4580)7676 編集 03(4580)7680
振替 00170-9-23552

本文組版 横川浩之
本文印刷 株式会社三陽社
付物印刷 中央精版印刷株式会社
製本所 株式会社坂田製本

ISBN978-4-7942-2236-7 Printed in Japan 検印省略

造本には十分注意しておりますが、万一、乱丁、落丁、印刷不良などがございましたら、ご面倒ですが、小社営業部宛にお送りください。送料小社負担にてお取替えさせていただきます。

草思社刊

外来種は本当に悪者か？
——新しい野生 THE NEW WILD

フレッド・ピアス著
藤井留美訳

外来種のイメージを根底から覆す知的興奮にみちたノンフィクション。著名科学ジャーナリストが調査報道を駆使し、悪者扱いの生物の知られざる役割に光をあてる。

本体 1,800円

週末移住からはじめよう
——田舎に小さな家をもつ2拠点ライフ

友枝康二郎著

都会と田舎——両方楽しむ道がある。自らも29歳で八ヶ岳に拠点をつくり、多くの移住希望者の相談に乗ってきた著者が気軽にスタートできる新しい暮らし方を提案。

本体 1,500円

明日もいっしょにおきようね
——捨て猫、でかおのはなし

穴澤賢著
竹脇麻衣絵

寒い冬のある日、保健所に収容された二匹の大きなオス猫。なんとかその猫の命を救おうと思い悩むノリコさん。しかしそのとき猫はすでに……。本当にあった不思議な実話。

本体 1,200円

君がここにいるということ
——小児科医と子どもたちの18の物語

緒方高司著

小児科医の著者が、過酷な医療現場で出会った子どもたちとの交流を描く実話。懸命に病と闘う子どもたちの姿を通して、生きることの大切さにあらためて気づかされる。

本体 1,300円

＊定価は本体価格に消費税を加えた金額になります。